essentials

Essentials liefern aktuelles Wissen in konzentrierter Form. Die Essenz dessen, worauf es als „State-of-the-Art" in der gegenwärtigen Fachdiskussion oder in der Praxis ankommt. *Essentials* informieren schnell, unkompliziert und verständlich

- als Einführung in ein aktuelles Thema aus Ihrem Fachgebiet
- als Einstieg in ein für Sie noch unbekanntes Themenfeld
- als Einblick, um zum Thema mitreden zu können

Die Bücher in elektronischer und gedruckter Form bringen das Fachwissen von Springerautor*innen kompakt zur Darstellung. Sie sind besonders für die Nutzung als eBook auf Tablet-PCs, eBook-Readern und Smartphones geeignet. *Essentials* sind Wissensbausteine aus den Wirtschafts-, Sozial- und Geisteswissenschaften, aus Technik und Naturwissenschaften sowie aus Medizin, Psychologie und Gesundheitsberufen. Von renommierten Autor*innen aller Springer-Verlagsmarken.

Katharina Elisabeth Daniels ·
Jens Hollmann

Ärztliches Handeln im Spannungsfeld – Moral Injuries

Zwischen medizinischer Ethik und ökonomisch-administrativen Zwängen

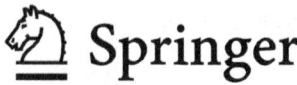 Springer

Katharina Elisabeth Daniels
Geschäftsführende Inhaberin
Kommunikationsberatung & PR
Falkensee, Deutschland

Jens Hollmann
Coach und Gründer von
medplus-kompetenz®
Nordstrand, Deutschland

ISSN 2197-6708 ISSN 2197-6716 (electronic)
essentials
ISBN 978-3-662-69554-8 ISBN 978-3-662-69555-5 (eBook)
https://doi.org/10.1007/978-3-662-69555-5

Die Deutsche Nationalbibliothek verzeichnet diese Publikation in der Deutschen Nationalbibliografie; detaillierte bibliografische Daten sind im Internet über https://portal.dnb.de abrufbar.

Planung/Lektorat: Hinrich Kuester
Springer ist ein Imprint der eingetragenen Gesellschaft Springer-Verlag GmbH, DE und ist ein Teil von Springer Nature.
Die Anschrift der Gesellschaft ist: Heidelberger Platz 3, 14197 Berlin, Germany

Wenn Sie dieses Produkt entsorgen, geben Sie das Papier bitte zum Recycling.

Was Sie in diesem *essential* finden können

- Wissenschaftliche Herleitung des Begriffs „Moral Injury" und in welchem Zusammenhang die moralische Verletzung mit autonomem ärztlichem Handeln steht
- Eine Auseinandersetzung mit dem Gefühl der Scham, wenn Sie aufgrund von Rahmenbedingungen anders handeln müssen, als es Ihnen Ihr moralischer Kompass anzeigt
- Etliche Fallbeispiele aus dem ärztlichen Klinikalltag, die zeigen, dass Sie mit ihrem Erleben nicht allein sind
- Eine Handreichung, wie Sie mit Copingstrategien aktuell belastende Situationen bewältigen und wie Sie Resilienz aufbauen
- Konkrete Fallbeispiele einer genesenden Organisation Klinik

Vorwort

Das gibt es in jedem Beruf, in jeder Branche: Die latenten, heimlichen, nicht artikulierten Empfindungen, Schwingungen, Gemütslagen. Die immer noch in Unternehmen einen eher schlechten Ruf genießen: „Jetzt werden Sie nicht so emotional" ist so ein gebräuchlicher Appell in einer vermeintlich auf Sachlichkeit und Rationalität ausgerichteten Berufswelt. Allen wissenschaftlichen Erkenntnissen zum Trotz, dass jedes vermeintlich rein Ratio basierte Handeln, jede vermeintlich rein sachlich geführte Debatte immer mit unseren Gefühlen korrespondiert, von ihnen unterfüttert ist.

Und nicht selten sind es gerade diejenigen (oft auf der Führungsebene anzutreffen), in deren Innenwelt es brodelt, die am intensivsten ihr vernunftorientiertes Handeln betonen. Die sorgsam verborgene Gefühlswelt kann sich dann Ausdruck bahnen in einer manchmal starken Geltungssucht, oder in der Lust daran, andere, beispielsweise Weisungsgebundene, subtil kleinzuhalten, gar zu demütigen. Auch die Neigung, Dinge, die nicht gutgelaufen sind, dem Team oder Kolleginnen zuzuschieben, die Erfolge aber für sich selbst zu reklamieren (den Misserfolg sozialisieren, den Erfolg individualisieren) lässt auf eine nicht ausgewogene Persönlichkeit schließen.

Speziell im ärztlichen Berufsstand stellen sich solche Gemengelagen verschärft dar. Es gibt wohl kaum einen anderen Berufsstand, der in einem solchen Maß von Attributionen umwölkt ist wie dieser. „Der Halbgott in Weiß" vermag professionsbedingt Leben zu retten. Das gibt ihm, dem Berufsstand als auch dessen Protagonisten, eine Machtposition, die wohl so mancher Patient schon einmal gespürt hat, wenn er im Klinikbett der ärztlichen Visite anheimgegeben war. Da mochte der akademische Bildungsgrad der gleiche, wenn nicht ein höherer als der des Menschen im weißen Kittel sein; das Empfinden patientenseitig einer gewissen Ohnmacht, ja eines gewissen Ausgeliefertseins wird kaum jemand leugnen wollen.

Wie nun vertragen sich mit diesem Berufsstand Seelenlagen, die mögliche Schwäche suggerieren? Aus dieser Überlegung heraus, kam uns, Jens Hollmann und Katharina Daniels, die Idee, Phänomene zu adressieren und zu untersuchen, die zum „Arzt" als Symbol (m/w/d mitgemeint) wie ein Widerspruch erscheinen. In Hinrich Küster, Senior Editor Konservative Medizin und Gesundheitsfachberufe, mit dem uns beide eine nun schon langjährige Autoren- und seitens Katharina Daniels auch Lektorenpartnerschaft für die Springer Fachbuchsparte Psychosomatik, Psychotherapie und Psychoanalyse verbindet, fanden wir sofort einen unterstützenden Verlagsrepräsentanten.

So entstand die Idee einer dreiteiligen „Essential"-Reihe. Teil 1 halten Sie in der Hand. Im Teil 2 untersuchen wir das Phänomen der Erlernten Hilflosigkeit, die im Korsett von Handlungsroutinen und Ritualen gedeihen kann: In diesem Band 2 setzen wir uns mit neuesten Forschungen zur wissenschaftlichen Validität der 1967 entstandenen Begrifflichkeit auseinander, und vermitteln, wie im Band 1 auch, Ideen zu Bewältigung dieses Phänomens.

In Teil 3 nähern wir uns einer durchaus sensiblen Thematik, der des Standesbewusstseins respektive des ärztlichen Habitus. Ist dieser unverbrüchlich existent? Oder sind hier Erosionen zu verzeichnen angesichts einer sich transformierenden Klinikwelt? Einer Klinikwelt, in der, analog zu branchenübergreifenden gesellschaftlich-ökonomischen Entwicklungen, unter anderem das Merkmal partizipativer Unternehmenskulturen Einzug hält?

In allen drei Bänden, die im Vierteljahresrhythmus erscheinen werden, werden Sie zwei Ariadnefäden entdecken, die wir korrespondierend zum jeweiligen Schwerpunkt deklinieren.

Es ist zum einen das dem Menschen innewohnende Empfinden der Scham, welches als wohl eines der am meisten verschwiegenen Empfindungen zu speziell dem ärztlichen Berufsstand und Habitus so gar nicht zu passen mag.

Es ist zum zweiten die Frage der Wechselwirkung organisationaler Wirklichkeit mit individuellen Wertvorstellungen, Haltungen und Verhalten. Eine Organisation stellt immer auch eine geschlossene Entität innerhalb unseres Gesellschaftskosmos dar, mit ihren eigenen Regeln und Gesetzen. Das Individuum mag diese Entität als Schutzraum empfinden, zugleich aber auch als Käfig, entsprechend Rilkes legendärem Panther-Gedicht: „Und hinter 1000 Gitterstäben keine Welt". Das Spannungsfeld zwischen Organisation und Individuum vermittelt in allen drei *essential*-Bänden neue Perspektiven.

An dieser Stelle unseren Dank für inspirierende Hintergrundgespräche, im Entstehensprozess dieses Bandes 1. Alice Schopp, Studiendirektorin für Philosophie und Mathematik zeigte in den kleinen philosophischen Wanderschaften in dieser Kolumne überraschende Abzweigungen auf. Thomas Hegemann, spezialisiert auf persönliche und prozessuale Potenzialsteigerung im organisationalen Kontext, zündete Ideenfunken zur Thematik Scham, Macht und Ohnmacht. Prof. Dr. med. Angela Geissler bestätigte aus medizinischer Expertise unsere Thesen zum Phänomen der Scham und damit korrelierenden neuronalen Verknüpfungen.

Abschließend zu dieser persönlich gefärbten Einleitung noch ein Hinweis in Sachen geschlechtergerechter Sprache und Gendern. Statt Stern oder Doppelpunkt, der alle Geschlechter m/w/d präsentieren soll, nutzen wir alternierende Bezeichnungen oder erwähnen männliche und weibliche Form. Gemeint sind immer alle Erscheinungsformen geschlechtlicher Identität.

Katharina Elisabeth Daniels
Jens Hollmann

Inhaltsverzeichnis

Definitionen moralischer Verletzung – „Tatort" Klinik?

Sind Deutschlands Klinikärzte in Not? Querschnittstudien zumindest legen nahe: Es ist Zeit, wenn nicht schon über der Zeit, sich der Frage zu stellen: Macht der „Tatort" Klinik Ärzte und Ärztinnen, die heilende Zunft, womöglich selbst krank und kaputt?

Zum Einstieg einige valide Zahlen, Daten, Fakten: Ärztinnen und Ärzte weisen empirisch belegt eine höhere Suizidrate auf als die Allgemeinbevölkerung. Auf Basis internationaler Studien [1] ist die Suizidalität bei Ärzten generell bis zu vierfach höher, bei Ärztinnen sogar um bis zu siebenfach.

Fast jeder zweite Klinikfacharzt, schreibt das Deutsche Ärzteblatt, zeigt Anzeichen eines Burnouts, 60 % klagen über Stress und rund ein Viertel zeigt Anzeichen einer Depression [2].

Nach Schätzungen der Bundesärztekammer sind sieben bis acht Prozent der deutschen Ärzte mindestens einmal in ihrem Leben suchtkrank – das sind rund 25.000 Mediziner in Deutschland und prozentual doppelt so viel im Vergleich zur Gesamtbevölkerung [3].

Was ist los bei Deutschlands Ärzten, die in einer Klinik arbeiten? Wie kommt es zu diesen Befunden? Was sind die Auslöser?

Aus dem Krieg heimgekehrt – und seelisch tief verletzt

Ein möglicher und bisher wenig beachteter Auslöser könnte das Empfinden moralischer Verletzung sein. Ursprünglich stammt die Begrifflichkeit „Moral Injury" aus Forschungen zu psychosomatischen Erkrankungen von Kriegsheimkehrern. Diese Menschen sahen sich durch das Kriegsgeschehen in ihrer persönlichen Integrität, in ihren Moralvorstellungen verletzt. Die Anforderungen, die im Krieg an sie gestellt worden waren, kollidierten mit den drei grundlegenden

K. E. Daniels und J. Hollmann, *Ärztliches Handeln im Spannungsfeld – Moral Injuries*, essentials, https://doi.org/10.1007/978-3-662-69555-5_1

Vorstellungen moralischer Integrität, die im Belmont Report [4] als „persons, beneficence and justice" (Menschen, Wohltätigkeit und Gerechtigkeit) klassifiziert sind. Grundwerte, die im Kriegsgeschehen missachtet werden.

- Der Mensch mutiert vom Subjekt zum Objekt, zum Instrument übergeordneter Interessen, im Krieg wird der Mensch zur Waffe. Er verliert seinen Status als Subjekt.
- Wohltätigkeit ist angesichts der Anforderungen an Soldaten und Soldatinnen an der Front, des Befehls zu töten, purer Zynismus.
- Gerechtigkeit wird von einer objektiven Größe zu einem subjektiven Empfinden. Jede Seite reklamiert im Namen Gottes die Gerechtigkeit ihres Kampfes für sich, die eine Seite erhebt die Flagge, „Dieu avec nous", die andere ihre Flagge „Gott sei mit uns". Dies bedeutet einen inneren Widerspruch (es kann doch nur eine Seite für die gerechte Sache kämpfen, oder?), der nicht auflösbar ist.

Die Verletzung aller drei Grundwerte mündet nicht selten in eine PTBS (Posttraumatische Belastungsstörung) [5].

Im „Fadenkreuz" zwischen moralischer Not, Verletzung und Integrität
Heute ist der Begriff der „Moral Injury" vor allem im beruflichen Kontext verankert, wenn Menschen mit Situationen konfrontiert sind, die ihr Gewissen oder ihre Grundwerte bedrohen. Auch berufliche Konfliktsituationen können bisweilen das Empfinden hervorrufen, „im Krieg" zu sein, mit der Organisation als solcher, mit Vorgesetzten, Peers oder Mitarbeitern.

Im Rahmen von „Moral Injury" gilt es fein zu unterscheiden zwischen den drei Seinsempfindungen moralischer Not, moralischer Verletzung und moralischer Integrität.

In moralischer Not befindet sich ein Mensch, wenn er zwar mit sich selbst im Klaren ist, was er in einer bestimmten Situation als das moralisch Richtige empfindet und bewertet. Hindern ihn aber zugleich äußere Umstände daran, sein Empfinden dessen, was richtig wäre, in die Tat umzusetzen, dann ist dieser Mensch in einer moralischen Notlage.

Äußere Umstände können organisationale Vorgaben oder der Aufgabe unangemessene Begrenzungen sein.

Im ärztlichen Handeln kann dies beispielsweise die Intensität sein, mit der sich Arzt oder Ärztin einem Patienten gern widmen würden; dies aber ist nicht vereinbar etwa mit Clinical Pathways oder Abrechnungsmodalitäten. Ökonomische Rahmensetzungen kollidieren im medizinischen Alltag nicht selten mit individueller Zeit und Sorgfalt in der ärztlichen Zuwendung.

Eine moralische Notlage verletzt wiederum die moralische Integrität eines Menschen. Tief verinnerlichte Werte und Überzeugungen bilden die Basis für als integer empfundenes Handeln. Ist dieses integre Handeln nicht mehr möglich, können Schuldgefühle die Folge sein, als auch der Versuch, die Verantwortung auf andere abzuwälzen bis hin zu Ängsten und Ohnmachtsgefühlen.

Alle diese Empfindungen können in die moralische Verletztheit („Moral Injury") münden, die sich in die Seele eines Menschen förmlich subkutan einätzt. Das eigene Handeln wird als unmoralisch gewertet, etwa den Patienten aus Zeitnot abzufertigen, oder erleben zu müssen, wie professionelle medizinische Kompetenz) an ihre Grenzen stößt. Es entsteht das Phänomen des Second Victim (Abschn. 2.1).

Bevor wir die Einzelkapitel kurz vorstellen, möchten wir mit Ihnen einen Begriffsausflug in die feinen, aber wichtigen Unterschiede zwischen Ethik und Moral machen – und dann noch einmal tiefer in die Schattierungen von Verletzlichkeit, Verletzbarkeit und Verletzung eintauchen, die zwar ineinanderfließen, aber dennoch Unterschiede aufweisen und nicht identisch sind. Sämtliche Begrifflichkeiten sind für Ihren ärztlichen Alltag und der Einordnung dessen, was da gerade geschieht, in Ihrem Umfeld, mit Ihnen, von Bedeutung.

1.1 Ethik, Moral, Tugend – alles dasselbe?

Nicht selten wird Ethik gleichgesetzt mit Moral. Eine Gleichsetzung, die zu kurz greift. Darum gleich vorweg: Nein, es ist nicht alles dasselbe!

Ethik bezeichnet ein generelles Übereinkommen, ein geteiltes gesellschaftliches Verständnis dessen, was richtig, was wahr, was „sittlich" ist. Das gemeinsame Verständnis schafft einen gesellschaftlichen Zusammenhalt. Ethik ist ein Metaphänomen, ein „Agens primum, das bewusst, rational und emotional nicht wahrgenommen werden kann" [6]. Das „Handeln erster Güte" bewegt sich auf einer Ebene oberhalb der Zuordnungen zu konkreten, so intendierten Geschehnissen und individuellen Wertvorstellungen, die sich im moralischen Empfinden ausdrücken.

Hier ist es hilfreich, die zwei verschiedenen Zugänge zur Ethik genau zu differenzieren: Von welcher Warte gehen wir dieses Metaverständnis an?

- Geht es darum, was im Endeffekt erreicht werden soll? Geht es um Verantwortungsethik?
- Oder wollen wir das gesellschaftliche Übereinkommen à priori aus bestimmten individualisierten Vorstellungen ableiten? Geht es also um moralinduzierte Ethik?

Rational basierte Verantwortungsethik: Klinikpolitik, Profitdenken

Verantwortungsethik denkt vom Ende her, vom Ergebnis: Ist das, was erstrebt wird, sittlich vertretbar? Verantwortungsorientierte Ethik ist von übergeordneten Prinzipien geleitet, wie etwa Daseinsvorsorge. Auf das Gesundheitswesen bezogen bedeutet Daseinsvorsorge den Anspruch aller Bürger eines Gemeinwesens auf gesundheitliche Versorgung, unabhängig von der jeweilig individuell-finanziellen Situation.

Hier zeigen sich zwei relevante Aspekte, die das Prinzip der Daseinsvorsorge aushebeln könnten: Es ist zum einen die Art der Klinikführung, zum zweiten die politisch-strukturelle Dimension von Klinikschließungen und Zentrierungen.

Betrachten wir zuerst Aspekt Nummer 1 etwas genauer: Wie verträgt sich dieses Prinzip mit vorrangig ökonomischen Interessen eines Klinikbetreibers? Nicht selten setzt der allgemeine Sprachgebrauch Ökonomie bzw. wirtschaftliches Handeln gleich mit Profitstreben oder gar Profitgier. Der „Homo Oeconomicus" wird als berechnender, auf Anhäufung von Reichtum ausgerichteter Charakter interpretiert. Ein gefährliches Missverständnis, wie es die Autoren im Buch „Strategie- und Changekompetenz für Leitende Ärzte" ausführen [7]. Vor mehr als 2000 Jahren zog der altgriechische Philosoph Aristoteles die feine Trennlinie zwischen Hausverwaltungskunst (Ökonomie) und dem Bestreben Reichtum anzuhäufen: Für dieses Streben schuf Aristoteles den Begriff „Chrematistik".

Ein Ökonom ist ein guter Haushälter, einer, der die ihm zur Verfügung stehenden Ressourcen sinnvoll einsetzt, sie nicht verschleudert. Profistreben ist etwas anderes. Vor allem bei Privatkliniken und börsennotierten Klinikkonzernen, die auf Effizienz der Prozesse und Rentabilität ausgerichtet sind, können Humanaspekte in den Hintergrund rücken. „Das legitime Gewinnstreben der Privaten verträgt sich nicht mit den originären Aufgaben eines Krankenhauses", pointiert der Beitrag „Gefährden Chrematisten die Daseinsvorsorge?" [8].

Dass ein privates Unternehmen auf Kapitalvermehrung und Rendite fokussiert ist, ist grundsätzlich nichts moralisch Schlechtes; speziell im Bereich der Daseinsvorsorge stellt sich allerdings die unseres Erachtens berechtigte Frage, warum eine Privatklinik ihren Gründungszweck nicht in Gestalt einer NGO oder einer Stiftung kleidet?

Schauen wir uns nun Aspekt 2 genauer an: Konterkariert die Schließung wohnortnaher Kliniken und die Konzentration auf Schwerpunktzentren das Ethikprinzip der Daseinsvorsorge? Etwa 70 % der deutschen Kliniken, private Klinikkonzerne ausgenommen, sind aktuell in ihrer Existenz bedroht, heißt es in einer Kolumne der FR [9]. Eine Folge kann sein, dass Menschen lange Wege auf sich nehmen müssen, um zur nächsten Klinik zu kommen. Bei Akutfällen wie etwa einer vorzeitigen Geburt kann dies zu einem Risiko für Leib und Leben werden.

Aber auch hier gilt es erneut zu differenzieren. Versorgungsqualität speist sich aus Erreichbarkeit und Fallgrößen. Und hier wird eine Ambivalenz deutlich: Menschen wünschen sich für den Notfall die Klinik um die Ecke. Zugleich aber wird für spezielle medizinische Behandlung, etwa eine elektive OP, die Fachklinik favorisiert, auch wenn sie weiter entfernt ist.

Es handelt sich also nicht um eine Frage der Ethik, sondern um die Frage nach einer sinnvollen Versorgungsstruktur. Es kann sinnvoll sein, in Ballungsräumen von mehreren gleichartigen Kliniken, etwa der Grund- und Regelversorgung, einige zu schließen. Im ländlichen Raum indes kann die Schließung der letzten wohnortnahen Klinik zu einem Notstand in der Grundversorgung führen.

Moralinduzierte Ethik: Individuell vereinbarte Kodizes

Moralinduzierte Ethik entsteht aus Wertvorstellungen, was richtig und was falsch ist oder auch angemessen. Moral wählt aus verschiedenen Verhaltensmöglichkeiten aus. Die als moralisch richtig eingeordneten Verhaltensweisen erhalten so Verbindlichkeit. Moralinduzierte Ethik setzt die moralische Wertung à priori voraus – und kreiert aus diesem Kodex ethische Prinzipien. Diese Prinzipien beziehungsweise Kodizes regeln das Miteinander in einer Gruppe. „Moral fördert und reguliert die Kooperation innerhalb einer Spezies und fördert den Gruppenzusammenhang" [10].

Auf solche konkreten Überlegungen gerichtet, kann Moral sowohl restriktiv wirken, uns in unseren Denk- und Handlungsspielräumen einengen. Sie kann aber auch unser soziales Miteinander sicherstellen, bisweilen sogar einen Schutzraum bieten.

Gesamtgesellschaftlich etwa sind Mord und Totschlag als unmoralisch geächtet. Wäre dies nicht der Fall, würde unser Miteinander unter unentwegter Bedrohung stehen. Moral kann auch Schutz vor Ungerechtigkeit gewähren, unter Berufung auf Moral wird Gerechtigkeit wiederhergestellt.

Im ärztlichen Handeln kann sich Moral sowohl im Unterlassen als auch im Tun zeigen. Das Unterlassen spiegelt sich im Grundsatz des „Primum non nocere".

Etwa, wenn eine TEP gemacht wird, die aus medizinischer Sicht nicht erforderlich vielleicht sogar kontraindiziert gewesen wäre, der Klinik jedoch Einnahmen
bringt. Das Tun spiegelt sich im Hippokratischen Eid. Wird etwa ein Patient zu
früh entlassen (blutige Entlassung), kann dies, wie im folgenden Fall, eine tiefe
moralische Verletzung evozieren.

Aus dem Klinikalltag: Reif zum Sterben?

Eine Ärztin in Weiterbildung [11] erlebte anlässlich der bevorstehenden Entlassung einer Geriatrie-Patientin ein sie tief verstörendes Geschehen. Die Frau
hatte eine Lungenentzündung gehabt, war jetzt über der Liegezeit und brauchte
noch Sauerstoff. Die junge Ärztin, die für eine noch längere Verweildauer in
der Klinik plädierte, weil die Frau zuhause kein Sauerstoffgerät hatte, musste
sich dem Willen des Oberarztes beugen, die Patientin zu entlassen. Argument
des Oberarztes: " Irgendwann ist man eben einfach alt genug zum Sterben".
Der jungen verzweifelten Ärztin gelang es dann mit vielen Telefonaten privat
ein veraltetes Sauerstoffgerät für die Patientin zuhause zu organisieren (s. auch
Kap. 2 Second Victim).◄

Moralisieren ist nicht gleich Moral

Die feine Grenze zum Missbrauch moralischer Prinzipien, bis hin zur Einengung
von Denk- und Handlungsräumen verläuft beim Moralisieren. Hier geht es im
Regelfall weniger um hehre Prinzipien, sondern darum, dem Gegenüber argu-
mentativ den Boden unter den Füßen wegzuziehen. Hier geht der Moralisierende
nicht auf Argumente ein, sondern unterstellt seinem „Gegner" unlautere Motive
(Abschn. 2.2). Selbst wenn die Vermutung sich als richtig erweisen sollte, ist
dies ein Wechsel der Kommunikationsebene (vom Argument zum Spekulieren),
der einen weiterführenden Austausch torpediert.

Kleiner Ausflug ins Nichtmedizinische: In der aktuellen Wokeness-Debatte
ist Moralisieren gut zu besichtigen. Oft allzu rasch wird denjenigen, die mit
bestimmten Kodizes nicht mitgehen wollen, ein grundsätzlich unmoralisches
Weltbild unterstellt. Moral droht in Ideologie auszuarten. Der Psychologe und
Psychotherapeut Arist von Schlippe [12], fürchtet, dass „Forderungen, die
moralisch eingefordert werden, totalitär zu werden drohen". Wo etwa beginnt Dis-
kriminierung, geschlechtsspezifisch oder soziokultureller Natur? Welche Worte
dürfen nicht mehr gesagt werden, welche sollen so gesagt werden? Welche Mittel, also moralisch unterfütterte Verhaltensweisen, sind geeignet und sinnvoll, ein
Einverständnis zu schaffen, das dem übergeordneten Ethikprinzip von Gerechtigkeit und Gleichwertigkeit entspricht? Dieser Findungsprozess (der durchaus in

einen veritablen Dissens ausarten kann) drückt sich beispielsweise in gewünscht geschlechtsneutraler Sprache aus, die alle Geschlechtszuordnungen m/w/d gleichwertig bedienen soll. Etwa mit der Wortkonstruktion „Ärzt*Innen", wo sich die Frage stellt, was ein „Ärzt" ist?

Moralische Dilemmata im Gesundheitssektor
Im Zuge von Künstlicher Intelligenz in der Medizin (Large Language Models LLM) zeigen sich nicht wenige moralinduzierte Konfliktfelder. So können sich moralische Bedenken auf die Prognostizierbarkeit von Erkrankungen richten, etwa im Rahmen der pränatalen Diagnostik, mit der möglichen Folge „nicht lebenswerten Lebens".

Auch die so hoffnungsvoll anmutende Chance, mögliche, sich erst in ferner Zukunft entwickelnde, Krankheitsbilder frühzeitig zu erkennen, kann moralisch problematisch gedeutet werden: Der „gläserne" Mensch, der zum ökonomischen Risikofaktor im Kostenträgersystem mutiert. Der Begriff des gläsernen Menschen entstand im medizinischen Kontext erstmals 1930, auf der Deutschen Hygiene-Ausstellung in Dresden. Um ein besseres Verständnis des menschlichen Körpers zu ermöglichen, machten durchsichtige anatomische Modelle die inneren Organe und Körperfunktionen sichtbar.

Tugendethik: Was den Menschen im Innersten treibt
Eine Spielart moralischer Überzeugungen ist die sogenannte Tugendethik. Die grundlegende Idee ist das Streben nach einem tugendhaften Leben als Weg zum Glück oder zum „guten Leben", in der antiken Philosophie als „Eudaimonie" bezeichnet.

Allerdings ist das, was Menschen als Tugend empfinden und definieren, nicht in allen Kulturen identisch. Was in einem Teil der Welt als Inbegriff moralischer Stärke gilt, kann anderswo als weniger bedeutsam oder gar konträr angesehen werden. Diese Divergenz ist kein Zeichen kultureller Spaltung, sondern ein Beweis für die Vielfalt menschlichen Denkens und der Fähigkeit, Werte im Kontext zu interpretieren.

In manchen Kulturen etwa wird Großzügigkeit als eine wichtige Tugend angesehen, während in anderen Kulturen vielleicht Zurückhaltung und Bescheidenheit höher bewertet werden. Heute sprechen wir statt von Tugend gern von „Haltung", auf Basis welcher Haltung treffe ich welche Entscheidungen? Insbesondere in helfenden Berufen, wie es auch der ärztliche ist, ist diese Spielart der moralinduzierten Ethik, die Tugend- oder auch Haltungsethik, nicht selten anzutreffen und kann, wenn sie etwa durch äußere Faktoren blockiert wird, das Empfinden der seelischen Verletzung auslösen.

1.2   Verletzlichkeit, Verletzbarkeit, Verletzung

„Verletzlichkeit ist ein basales Phänomen des menschlichen Lebens, und nicht nur dessen, sondern allen Lebens", so die Definition im Kompendium „Moralische Dimensionen der Verletzlichkeit des Menschen" [13]. Bei dieser Definition greift zuvörderst die Assoziation, körperlich verletzt zu werden, verletzbar zu sein.

Wir meinen, abweichend oder auch weiterführend zur obengenannten Definition: Verletzlichkeit ist ein rein dem Menschen innewohnendes Empfinden, aber der Reihe nach.

Zuerst zum Begriff der Verletzbarkeit: nur Lebendiges kann verletzbar sein, also auch Flora und Fauna. Ein Baum, dessen Rinde abgeschält wurde, ist verletzt worden, Korkeichen etwa dürfen nur einmal alle 25 Jahr geschält werden, damit in der Zwischenzeit deren „Epidermis" wieder nachwachsen kann. „Tote" Materie wie etwa ein Einrichtungsgegenstand, der einen Kratzer abkommen hat, ist zwar beschädigt, aber nicht verletzt worden. Verletzbarkeit ist also die Grundlage dafür, verletzt werden zu können, verletzt zu sein. Verletzungen sind immer auch ein Angriff auf das Leben; eine Verletzung kann einen tödlichen Ausgang haben.

Verletzlichkeit dagegen ist unseres Erachtens eine Eigenschaft, die nur dem Menschen zukommt. Es ist eine Form von Empfindlichkeit gegenüber Verletzungen. Sie geht über die Verletzbarkeit hinaus. Verletzbar bedeutet, dass man grundsätzlich verletzt werden kann. Verletzlichkeit ist eine Form der Dünnhäutigkeit, eine Zartheit, die zukünftige mögliche Verletzungen schon erahnt und psychisch darauf gefasst ist. Verletzlichkeit bedeutet eigentlich immer Verletzlichkeit der Psyche.

Verletzlichkeit ist zugleich ein sozialpsychologisches Phänomen [4]; „die Unfähigkeit bestimmter Personen, ihre eigenen Interessen zu vertreten". Dies, so der Belmont-Report, sei faktisch eine „eingeschränkte Autonomiefähigkeit".

Wie sehr trifft dies auf den ärztlichen Berufsstand in der Klinik zu? Können wir davon sprechen, dass Ärzte und Ärztinnen in ihrer Autonomie eingeschränkt sind? Autonomie, aus dem Griechischen zusammengesetzt aus auto (selbst) und nomos (Gesetz) ist die Fähigkeit des Menschen, seinem Handeln selbst die Gesetze zu geben, beruhend auf dem freien Willen des Menschen. In der Fähigkeit des Menschen, seinem Wollen und Handeln selbst die Gesetze zu geben, also in seiner Autonomie sah Immanuel Kant die Würde des Menschen verankert.

Das Staatslexikon [14] führt zu Kants Definition von Würde; Autonomie und Vernunft Folgendes aus: „Mit dem Begriff der Würde artikuliert sich für Immanuel Kant eine unbedingte Verpflichtung, … die aus dem autonomen praktischen Gebrauch der Vernunft von uns Menschen selbst entspringt; denn wir können uns selbst als sittlich handelnde Wesen nicht anders denken denn als Lebewesen, die sich in der Autonomie unseres Willens und in dem Gebrauch unserer praktischen Vernunft als unbedingt schützenswert und damit als Träger und Subjekte von Würde sehen, die unter keinen Umständen beeinträchtigt werden darf."

Wäre es nicht regelrecht eine Grenzverletzung, Ärzten und Ärztinnen ihre Autonomie abzusprechen? Also ihre Fähigkeit, ihre eigenen Vorstellungen zu ihrer Berufsausübung zu vertreten? Eine Verletzung der ärztlichen Autonomie ist ein Angriff auf die Würde des Arztes oder der Ärztin. Der Begriff der Würde macht noch einmal deutlich, wie stark verletzend und damit auch krank machend die Einschränkung der Autonomie eines Menschen von diesem erlebt wird.

Doch Halt: Hier verbirgt sich sogleich die nächste Gedankenfalle: Beim Fokus auf die Autonomie eines Menschen, worin die „Idealisierung der Autonomiefähigkeit" [13], steckt, besteht die Gefahr, die Grenzen individueller Gestaltungskraft zu übersehen. Diese kann durch externe Faktoren bedroht sein – im Gesundheitssektor und insbesondere in Krankenhäusern mit den politisch-ökomischen Vorgaben, die vor allem ärztliche Bewegungsfreiheit und Vorstellungen genuin ärztlicher Aufgabenerfüllung verletzten können.

„Moralisch relevante Verletzbarkeit kann graduell variieren, entsteht jedoch nicht allein aufgrund einer Disposition des Menschen, sondern immer auch aufgrund variierender extrinsischer Umstände" [13]. Etwa durch Gerechtigkeitsauffassungen, die möglicherweise als ungerecht empfunden werden. Die DRG-codierte Zuteilung von Ressourcen beispielsweise ist in Kliniken von hoher Relevanz: welcher Abteilung gestehen Klinikleitung und Controlling welche Objekt- und personellen Ressourcen zu? Wird hier die gebotene Fairness nicht eingehalten, kann dies in das Gefühl einer Missachtung moralischer Gerechtigkeit münden. So sind im DRG-System bestimmte medizinische Leistungen unterfinanziert, wie etwa psychiatrische und psychosoziale Leistungen; die oft erforderliche langfristige, intensive Betreuung wird finanziell nicht angemessen vergütet.

1.3 Vertiefender Überblick über die Folgekapitel

Im Kap. 2 nehmen wir die moralische Verletzlichkeit im konkreten Klinikkontext in den Blick. Wo sind Grundprinzipien medizinischer Ethik verletzt? Welche Konflikt- und Spannungsfelder im ärztlichen Alltag fördern diese Verletzung und evozieren damit moralische Dilemmata? Wie mutieren Arzt oder Ärztin zum „Second Victim?"

In Kap. 3 betrachten wir die Auswirkungen verletzter ärztlicher Moral auf Physis & Psyche. Derjenige beziehungsweise diejenige, die anderen Menschen zur Gesundung verhelfen will und soll, muss an sich selbst die Grenzen der eigenen Unversehrtheit, der ärztlichen „Lichtgestalt" erkennen. Und was hat das mit Scham zu tun?

Welche möglichen Lösungen es geben kann, sowohl akut als auch präventiv, um Ärzte und Ärztinnen erneut zur inneren Freiheit im Denken und Handeln zu befähigen, erörtern wir im Kap. 4.

Im Abschlusskapitel 5 wagen wir dann noch eine Vision auf Entwicklungen im Gesundheits- und Kliniksektor, damit ein Phänomen wie Moral Injury gar nicht erst aufbrandet.

Ihre Überlegungen
Wo würden Sie in Ihrem Klinikalltag die Grenze zwischen Moral und Ethik ziehen?

Was bedeuten für Sie Autonomie und Würde?

Wo würden Sie Ihre Autonomie in Ihrer ärztlichen Tätigkeit als verletzt empfinden?

Moralische Dilemmata im ärztlichen Klinikalltag

2

Eine Erhebung der AOK vom vorigen Jahrzehnt ergab, dass pro Jahr etwa 18 800 Menschen in Kliniken aufgrund medizinischer Fehler starben [15]. Diese Erhebung wurde u. a. auf mangelnde Hygiene zurückgeführt sowie auf medizinische Behandlungsfehler. Neben mangelnder Hygiene und Behandlungsfehlern können auch Kommunikationsdefizite innerhalb des medizinischen Personals ursächlich für Todesfälle patientenseitig sein. Hier ist ärztliche Führungskompetenz gefragt und erforderlich [16].

Eine weitere Ursache eines letalen Ausgangs eines Behandlungsprozesses können Operationen sein, die nicht indiziert waren, aus Einnahmegründen für die Kliniken dennoch durchgeführt wurden. Etwa Totalendoprothesen (TEP), wo in manchem Fall Bewegungsübungen gereicht hätten.

Überspitzt gefragt: können medizinische Interventionen aus ökonomischem Interesse Letaltreiber sein? „Der Transplantationsskandal ist das korrupte Ende der Skala", sagt Prof. Dr. med. Harald Mang im Deutschen Ärzteblatt, „aber die Zunahme an Wirbelsäulenoperationen, Knie-TEPs und Kaiserschnitten ist eine Folge der DRG-Logik und umsatzbezogener Vergütungen" [17].

Coronabedingt schnellten zu Beginn dieses Jahrzehnts die Todesfälle dramatisch hoch, so die derzeit aktuelle Auswertung des Bundesamts für Statistik [18]. Für das ärztliche Personal (und natürlich auch für die anderen Berufsgruppen) in den Kliniken fraglos ein zusätzlich immenser Stressfaktor. Der zugleich am Basisbefund grundsätzlich belastender Arbeitsbedingungen in der Klinik nichts ändert. Arbeitsverdichtung, überlange Arbeitszeiten, Bürokratie. Alle diese Faktoren stehen oft massiv im Widerspruch zu ärztlichen Wertvorstellungen und dem Berufsethos.

Aus dem Klinikalltag: „Zwischen Pest und Cholera"

„Arzt ist wirklich ein Traumjob mit hohem Ansehen", schreibt der Oberarzt Dr. Ronny Loerch auf LinkedIn [19], „und Ärzte verdienen echt gut, haben top Gehaltsentwicklungen und werden durch starke Vertretungen, etwa Marburger Bund, sicher auch weiter gut verdienen". Kaum jemand aber wisse, so Loerch weiter, welch hohen Preis Ärzte dafür zahlten. 24 h-Dienste, unzählige Wochenenden, und „jedes Jahr die Wahl zwischen Pest und Cholera, wenn es um die Frage geht an welchen Feiertagen man wieder arbeiten soll und ob man lieber Weihnachten oder Silvester mit Kollegen und Patienten verbringen will. Homeoffice, vier Tage Woche oder Gleitzeit klingt für uns oft wie Hohn". Dieser Stress mündet dann beispielsweise in zu hohen Alkoholkonsum. „Bei 23 % liegt aller Ärzte lag ein gefährlicher Alkoholkonsum vor". [20]◀

Es ist aber noch mehr als die immense Arbeitsverdichtung und der Arbeitsstress, die Ärzte und Ärztinnen in das Empfinden moralischer Verletzung treiben, mit in Folge schweren gesundheitlichen Beeinträchtigungen (Kap. 3). Gerade auch Erlebnisse, als Arzt nicht mehr helfen zu können oder zumindest nicht in dem Maße wie es das Selbstbild verlangt, können zu Verzweiflung führen bis hin zu Depressionen. Hierfür ist in jüngster Zeit ein Begriff kreiert worden: Second Victim

2.1   Second Victim: Opferempfinden durch Hilflosigkeit

Das „erste Opfer" eines Behandlungsfehlers (First Victim) ist der Patient bzw. die Patientin. Der- oder diejenige aufseiten des behandelnden medizinischen Personals wird bei Misslingen der Behandlung zum zweiten Opfer, zum Second Victim. „Ein Second Victim ist eine behandelnde Person, die durch ein außergewöhnliches klinisches Ereignis traumatisiert wird", definiert Rainhard Strametz im Interview mit der Medical Tribune [11]. Strametz, Inhaber einer Professur „Medizin für Ökonomen" an der Hochschule Rhein-Main, mit dem Schwerpunkt Patientensicherheit [21], weist darauf hin, dass dieses Phänomen Second Victim in der Praxis noch weitgehend unbekannt sei, es solle aber in den neuen Nationalen Kompetenzbasierten Lernzielkatalog Medizin (NKLM) der Approbationsordnung aufgenommen und dann Bestandteil des Medizinstudiums werden.

Der Behandlungsfehler oder auch ein anderes kritisches Ereignis muss keineswegs ein Verschulden des einzelnen Arztes sein, hier können verschiedene Faktoren zusammenspielen. Der Misserfolg mündet aber in Selbstvorwürfe, schlimmer noch „in den Verlust des Vertrauens in die eigenen Fähigkeiten", so Strametz. Dies geht zudem oft einher mit dem Empfinden, dass einem anderen Arzt, einer anderen Ärztin so etwas nicht passiert wäre. Es kommt zu einer Spirale: „Damit verbunden ist eine gesteigerte Angst, künftig Fehler zu machen", verdeutlicht Strametz, „neun von zehn Second Victims zeigen dieses Phänomen. Wenn ich aber unsicher in eine Behandlung hineingehe, steigt mein Risiko, weitere Fehler zu machen".

Aus dem Klinikalltag: Gescheiterte Wiederbelebung eines Neugeborenen

Auf dem Berufsportal LinkedIn schildert der Facharzt Dr. Sebastian Kuss [22] eine traumatisierende Erfahrung eines ärztlichen Versagens, einer ärztlichen Hilflosigkeit. Es ging um die erfolglose Wiederbelebung eines Neugeborenen im Nachtdienst im Jahr 2014. Kuss war Assistenzarzt auf der Intensivstation, im Nachtdienst. Es ertönt ein REA-Ruf (Reanimation) in den Kreißsaal, ein lebloses Neugeborenes soll wiederbelebt, der Kreislauf stabilisiert werden. Weder Stuss und den beiden Intensivschwestern noch den später eintreffenden Anästhesist und Kinderarzt gelang die Wiederbelebung. Danach ging der Nachtdienst und das tägliche Klinikgeschehen weiter, als sei nichts geschehen. „Wir haben unsere eigenen Gefühle und unsere Trauer unterdrückt" schildert Stuss, „und wir haben auch keine Hilfe gesucht, Helfer brauchen keine Hilfe". Vonseiten des Arbeitgebers gab es keine Hilfsangebote wie etwa Gespräche mit Psychologen. Nur kurze Zeit darauf erkrankte der damalige Assistenzarzt für eine Woche, vermeintlich körperlich. Die Wahrheit aber ein seelischer Notstand, eine tiefe moralische Verletztheit als Second Victim.◄

2.2   Gaslighting: Ein ganzer Berufsstand in Misskredit

Es gibt viele Auslöser für moralische Verletztheit. Das können kritische Ereignisse mit Patienten sein, es können entgegengesetzte Werte im kollegialen Umfeld sein (Abschn. 1.1 Aus dem Klinikalltag: Reif zum Sterben?). Es können ökonomischer Druck und staatliche Regulierung sein, die das ärztliche Berufsethos konterkarieren.

Eine weitere Dimension liegt in der Verletzung persönlich bedeutsamer und zugleich tragender Werte wie Ehrlichkeit, Solidarität, Respekt und Wertschätzung, etwa für andere Meinungen, Erkenntnisse oder für Professionalität. Hier gehen wir ins Feld der Tugendethik. Wenn diese, den gesellschaftlichen Zusammenhalt sichernden, Werte missachtet werden, wenn im Empfinden Betroffener Verrat geübt wird, kann dies den Schmerz moralischer Verletzung auslösen.

Insbesondere in Corona-Pandemie-Zeiten gerieten Ärzte nicht selten an ihre Grenzen. Wenn ihnen unterstellt wurde, dem Patienten schaden zu wollen, etwa durch den Hinweis auf die Impfung; wenn wissenschaftlich validierte Erkenntnisse mit pseudowissenschaftlichen Behauptungen infrage gestellt wurden, und damit die ärztliche Professionalität. Wenn Impfgegner und Corona-Leugner sogar so weit gingen, dem ärztlichen Berufsstand wissentliche Lügen zur Covid-Erkrankung vorzuwerfen. Diese gesellschaftliche Hysterie nahm Züge des sog. Gaslighting-Phänomens an. Einem anderen Menschen gezielt dessen Selbstwahrnehmung zu erschüttern, zu untergraben. Hier insbesondere dem ärztlichen Berufsstand, dessen genuines Selbstbild darin wurzelt zum Wohle des Patienten zu handeln (Hippokratischer Eid).

2.3   Third Victim: Das Image der Organisation

Dass dysfunktionale Prozesse schnell an die Öffentlichkeit dringen, kennt jede Organisation, unabhängig von der Branche. Dass Interna sich auch auf Kundenzufriedenheit und Treue auswirken können, ist ebenfalls bereits vielfach belegt. Etwa, als der Discounter Lidl im Rahmen des sog. Überwachungsskandals 2013 seine Mitarbeiter mit Kameras bis in die Sanitärräume hinein observierte: diese Firmenpolitik verursachte für geraume Zeit einen nennenswerten Kundenschwund und es brauchte geraume Zeit, bis das Kundenvertrauen wiederkehrte. Interne Prozesse, Strukturen als auch Kultur einer Organisation sind nie nur eine rein interne Angelegenheit. Alle diese Faktoren bedingen auch die Reputation im Umfeld.

Bei Missständen in Organisationen des Gesundheitswesens ist der Reputationsverlust noch wesentlich gravierender.

Dazu zählen u. a. misslungene OPs, schlimmstenfalls mit letalem Ausgang, aber auch überflüssige medizinische Interventionen aus wirtschaftlichem Interesse der Klinik oder des privat behandelnden Arztes, derer es nicht bedurft hätte. Es dauert erfahrungsgemäß lange Zeit, bis ein guter Ruf aufgebaut ist. Umgekehrt kann ein schlechter Ruf sich in Windeseile verbreiten, und ist dann sehr schwer wieder zu revidieren.

Hieraus leitet sich die Begrifflichkeit des „Third Victim" ab, des Schadens, den Organisationen und Institutionen im Gesundheitswesen durch Misserfolge und Fehlverläufe erleiden. Das zieht Vertrauensverlust und Imageprobleme nach sich, und auch substanzielle wirtschaftliche Verluste: Personal kündigt, es wird immer schwerer neue Fachkräfte zu gewinnen, die wirtschaftliche Bilanz sinkt rapide.

Ihre Überlegungen
Wie oft haben Arbeitsverdichtung; Feiertagsdienste und unvorhergesehene Einsätze Ihnen bereits private Vorhaben torpediert?
 In welchen Situationen haben Sie sich als „Second Victim" empfunden?
 Wie sehr haben Sie Unterstellungen und Widerstand gegen ärztliche Expertise in der Covid-Zeit als belastend erlebt?

Gesundheitliche Auswirkungen moralischer Dilemmata

Wir skizzierten es bereits eingangs: im Querschnitt der Bevölkerung sind hohe Suizidraten bei Ärzten, verstärkt bei Ärztinnen evident, desgleichen Burnout-Syndrom, Depressionen. Flashbacks, anhaltende Angstzustände, Schlafstörungen, Freudlosigkeit, Energieverlust, die Flucht in Alkohol, Drogen oder Medikamentenmissbrauch sind nur einige der Symptome, die das Wohlbefinden und die Leistungsfähigkeit in allen Lebensbereichen und Beziehungen beeinträchtigen.

Insbesondere im Kontext des Arztberufs verfangen aber die klassischen Zuschreibungen dessen, was Burnout auslöst, nur bedingt. Betrachten wir es von der Haben-Seite, dem Gegensatz zur Negativseite des Burnouts, so setzt das Stanford Modell [23] für berufliche Erfüllung im Gesundheitswesen drei Faktoren voraus:

- Persönliche Resilienz
- Kultur des Wohlbefindens, sowie
- Effizienz der Arbeitsorganisation

Resilienz, aus dem Lateinischen resilere, zurückspringen, ist die Fähigkeit, Belastungen gar nicht erst in ihrer ganzen Schwere an sich heranzulassen, sie prophylaktisch abfedern zu können. Bildlich gesprochen ist Resilienz gut zu fassen mit der Vorstellung eines Gummiballs, in den Löcher hineingeboxt werden, die sich nach einer gewissen Zeit wieder glätten; der Ball ist wieder rund im Urzustand.

Das Stanford-Modell weitet die Perspektive über die individuell-nervlich-seelische Widerstandsfähigkeit des Menschen, mit belastenden Situationen umzugehen hinaus aus. Organisationale Faktoren werden erstmals in den Blick

K. E. Daniels und J. Hollmann, *Ärztliches Handeln im Spannungsfeld – Moral Injuries*, essentials, https://doi.org/10.1007/978-3-662-69555-5_3

genommen. Etwa, dass die Arbeitsorganisation ineffizient ist, oder es herrscht eine Kultur von Angespanntheit, Misstrauen etc.

3.1   Das Finkelstein-Modell: Spezifika im Arztberuf

Speziell auf den Arztberuf bezogen sah die Internistin Claudia Finkelstein (verstorben 2005) das Stanford-Modell als nicht ausreichend, es decke die Besonderheiten des ärztlichen Berufsstandes nicht hinreichend ab. Finkelstein entwarf eine ergänzende Variante, das Finkelstein-Modell [24] mit drei Komponenten

- Zusätzlicher Müll
- Unvermeidliches Leiden
- Moralische Not

Wird die Bedeutung dieser Faktoren nicht oder kaum in den Blick genommen, kann es auch keinen lösenden Umgang damit geben. Erst wenn die Ursache des Burnouts deutlich ist, kann effektiv interveniert werden.

Zusätzlicher Müll: Als evident bekannte Belastungen
In diese Sparte gehören beispielsweise nicht enden wollende Nachrichtenflut, Nacht- und Schichtdienste (s. Kap. 2: Aus dem Klinikalltag – Zwischen Pest und Cholera). Also alle im Außen evidenten, wahrnehmbaren Belastungen. Diese Art von Belastungsfaktoren ist bekannt, dazu ist bereits publiziert worden. Zudem wurden Bewältigungsstrategien entwickelt (Kap. 4).

Unvermeidliches Leiden: Rückstrahlkraft von Patientenschicksalen
Im Medizinstudium als auch in der öffentlichen Wahrnehmung hingegen wenig thematisiert, ist die unaufhörliche Begegnung mit menschlichem Leid. Zwar ist der Wunsch zu helfen für viele Absolventen eines Medizinstudiums einer der Hauptbeweggründe für die Wahl ihres Berufsweges, und wird von vielen Medizinstudenten als zentraler Bestandteil ihrer Berufung angesehen.

Welche seelischen Belastungen damit einhergehen, ist im vorwiegend theorielastigen Studium so noch nicht zu erahnen. Das Ertragen anderer Menschen Leid und die Hilflosigkeit, die damit einhergehen kann, wenn jegliche Profession versagt, wenn im Kollegenkreis unterschiedliche, manchmal sogar widersprüchliche Diagnosen gestellt werden, lässt sich dem als „Second Victim" beschriebenen Phänomen zuordnen. (Abschn. 2.1).

Die Essenz des ärztlichen Berufs, schrieb Finkelstein, sei die unaufhörliche Begegnung mit Menschen, die in Not sind, die Angst um ihre Gesundheit, vielleicht auch um ihr Leben haben. Regelmäßig sind Ärzte Zeugen von Traurigkeit und Kummer. Patienten kämpfen mit ihrer Suchtproblematik oder einer chronischen Erkrankung, oder sterben gar, wenn sämtliche Interventionen fehlschlugen. Ärztinnen erleben stellvertretend an Patienten und deren Angehörigen und Freundeskreis deren Traumata.

Moralische Not: das Richtige nicht tun können

Im medizinischen Sektor, bezogen auf US-amerikanische Verhältnisse, sah Finkelstein Auslöser moralischer Not u. a. im Widerstreit des ärztlichen Berufsethos' mit sozialen und gesellschaftlichen Einschränkungen für Patienten. Wird Menschen aus Statusgründen oder aufgrund ethnischer Zugehörigkeit oder aufgrund ihres Geschlechts der Zugang zu medizinischer Versorgung verwehrt, so steht dies im Gegensatz zum Credo ärztlicher Berufsausübung.

In Deutschland ist zwar durch die gesetzliche Krankenversicherung der grundsätzliche Zugang zu medizinischer Dienstleistung gewährleistet. Auslöser moralischer Not gibt es indes auch in unserem Gesundheitssystem zur Genüge (Abschn. 1.1).

Moralische Not, in diesem Moment nicht das tun zu können, was als das moralisch Richtige empfunden wird, kann ein Gefühl evozieren, das oft schamhaft verschwiegen, verdeckt wird: Die Scham.

3.2   Scham: das schamhaft verschwiegene Gefühl

Peinlichkeit und Scham sind komplexe emotionale und kognitive Zustände, die durch ein Zusammenspiel verschiedener Bereiche des Gehirns verarbeitet werden. Sie lassen sich nicht auf einen einzigen Kortexbereich beschränken, sondern involvieren mehrere Netzwerke, die sowohl kortikale als auch subkortikale Regionen umfassen. Die Forschung in der Neuroethik und in den sozialen Neurowissenschaften richtet sich auf weitere Erkenntnisse im Zusammenspiel dieser Gehirnregionen.

Zwischen Peinlichkeit und Scham gibt es jedoch Differenzierungen. Peinlichkeit, auch „die kleine Schwester der Scham" genannt, wie es die Erziehungswissenschaftlerin Katharina Gröning im Podcast formuliert [25], bezieht sich rein auf das Geschehen als solches. Peinlichkeit bleibt an der Oberfläche. Auf allgemeines Erleben bezogen, ist es peinlich, wenn ein Mensch, schon in der Öffentlichkeit unterwegs, auf einmal bemerkt, wie andere beim Blick zu ihm leicht zu grinsen beginnen. Beim Blick in den Handspiegel stellt sich heraus, dass bei der Morgentoilette Zahnpasta im Mundwinkel kleben geblieben ist. Niemand hatte ihn darauf angesprochen.

Im Berufsalltag kann ein Empfinden der Peinlichkeit entstehen, wenn ein junger Arzt in Weiterbildung bei einer Visite, die Chefärztin im Rücken, einen Fachbegriff in diesem Moment falsch verwendet – und sich sofort darauf verbessert, „oh sorry, das ist mir jetzt peinlich, die andere Begrifflichkeit ist natürlich richtig".

Scham ist mehr, Scham ist umfassender und auf die eigene Persönlichkeit bezogen. Zur Scham wird das Geschehen dann, wenn dem jungen Arzt so ein Lapsus nicht das erste Mal passiert, wenn sich solche Patzer bereits mehrfach wiederholt haben: „Bin ich vielleicht nicht intelligent genug für meinen Beruf? Warum nur kann ich mir bestimmte Dinge so schwer merken? Bin ich geistig schwerfällig? " Scham bedeutet ein Empfinden der Minderwertigkeit, ist immer verknüpft mit dem Blick anderer, aber auch mit dem Blick auf sich selbst; es geht immer darum, Ansprüchen zu genügen – oder eben nicht. Es geht es um das Selbstbild eines Menschen. Scham ist ein existentielles Empfinden.

Schamempfinden entwickelt sich beim Menschen, sowie sämtliche Reflexions- und Verstehensprozesse im präfrontalen Kortex, zwischen dem zweiten und dritten Lebensjahr. Scham korreliert mit dem in diesen ersten Lebensjahren entstehenden Bedürfnis nach Anerkennung, nach Wertschätzung. Zurückweisungen evozieren das Empfinden des Versagens und eben der Scham: ich genüge nicht.

Ärztliche Scham? Eine (vermeintliche) Contradictio per se
Speziell zum Arztberuf will Scham so gar nicht passen. Die ärztliche Profession ist eine, die auch vom Nimbus des Wissenden lebt, des Überlegenen, von dessen Können Gesundheit, wenn nicht gar Leben der Patientin abhängen. Also eine Existenz, patientenseitig, in ihren Grundfesten. Der Begriff des sogenannten „Halbgott in Weiß" legt von diesem Ungleichgewicht Zeugnis ab. Ein Empfinden ärztlicherseits, nicht zu genügen, scheint eine Contradictio per se.

Verknüpfen wir aber Scham mit Schuld, so nähern wir uns der Synapse zwischen der moralischen Not und Scham: Moralische Not als das Empfinden, aufgrund restriktiver Umfeldbedingungen, organisationaler, ökonomischer Zwänge, nicht das tun zu können, was die innere Verpflichtung als das Richtige wertet. Arzt oder Ärztin werden ihren eigenen Vorstellungen ihres Berufsstandes, ihrem Wertegerüst, nicht mehr gerecht. Sie tun etwas oder unterlassen etwas, was sie nicht hätten tun sollen oder besser getan hätten. Aus dieser moralischen Not erwächst die moralische Verletzung, die sich im Empfinden der Scham ausdrücken kann.

Bleiben diese Empfindungen unerkannt, oder werden unterdrückt (Abschn. 2.1 Aus dem Klinikalltag: Gescheiterte Wiederbelebung), als nicht begreif- und besprechbare Gefühle stigmatisiert, so dreht sich die Belastungsspirale immer rascher. Ebenso, wenn die Empfindungen der moralischen Not und daraus erwachsend der Scham falsch eingeordnet werden, etwa als bloße Überlastung nach wieder einmal ausufernden Schichtdiensten und Noteinsätzen.

Bleibt es bei dieser restriktiven Deutung des schlussendlichen Burnouts, ohne den wesentlichen Unterschied zu moralischer Verletzung und damit einhergehend Scham zu erkennen, blieben tiefe seelische Wunden unverheilt. Talbot und Dean [26] argumentieren, dass sowohl Ärzte als auch Patienten weiterhin unter den Konsequenzen leiden werden, wenn dieser kritische Aspekt unberücksichtigt bleibt.

Ihre Überlegungen
In welchem Maße stellen die drei Komponenten aus dem Finkelstein-Modell für Sie ein unabdingbares Merkmal Ihres Berufs dar?

Welche der drei Komponenten aus dem Finkelstein-Modell beeinflusst Ihren Berufsalltag am intensivsten?

Und wie sehr ist Ihnen ein Empfinden bewusst, welches aus der moralischen Not, der moralischen Verletzlichkeit erwachsen kann: die Scham?

Bewältigungsstrategien moralischer Verletzung

Das ist der entscheidende Punkt: Moralische Verletzungen und deren Folgen sind mehr als eine individuelle Problematik, die Ärzte mit einer privaten, psychotherapeutisch, gegebenenfalls auch medikamentösen Intervention zu bewältigen suchen.

Ärzte, die sich hohen Stressbelastungen ausgesetzt sehen, greifen nicht selten auf maladaptive Strategien zur Stressbewältigung zurück. Diese unzweckmäßigen Techniken können kurzfristig zwar eine Linderung des Stressgefühls bewirken, führen jedoch langfristig oft zu weiteren Problemen oder verstärken bestehende Schwierigkeiten. Zu diesen maladaptiven Strategien zählen u. a.:

- Übermäßiger Konsum von Alkohol oder anderen Substanzen: Als Versuch, Stress und emotionale Belastungen zu betäuben, kann dies zu Abhängigkeit und Gesundheitsschäden führen.
- Vermeidungsverhalten: Das Ausweichen vor stressauslösenden Situationen oder Entscheidungen kann kurzfristig entlasten, langfristig aber zu einer Verstärkung der Angst und zu verpassten Chancen führen.
- Überarbeitung: Einige Ärzte versuchen, Stress durch noch intensiveres Arbeiten zu bewältigen, was das Risiko von Burnout und körperlichen Beschwerden erhöht.
- Sozialer Rückzug: Die Isolation von Freunden, Familie und Kollegen kann die Gefühle der Einsamkeit verstärken und den Zugang zu unterstützenden Ressourcen verringern.
- Selbstkritik und Negativität: Ein harter innerer Kritiker kann das Selbstwertgefühl untergraben und zu Depressionen oder Angstzuständen beitragen.

K. E. Daniels und J. Hollmann, *Ärztliches Handeln im Spannungsfeld – Moral Injuries*, essentials, https://doi.org/10.1007/978-3-662-69555-5_4

- Ignorieren von persönlichen Bedürfnissen: Das Vernachlässigen eigener kör-
  perlicher oder emotionaler Bedürfnisse zugunsten der Arbeit kann die
  persönliche Gesundheit und das Wohlbefinden beeinträchtigen.

Maladaptive Bewältigungsstrategien ziehen die gesamte Organisation Klinik in
Mitleidenschaft: Abläufe werden gestört, auch verzögert, was wiederum Kolleginnen
beeinträchtigt. In der ultima ratio sind es die Patienten, die solche Störungen
in Gestalt einer verminderten Behandlungsqualität verspüren und erleiden.

Es braucht in Kliniken Angebote zur individuellen Bewältigungsunterstützung,
weitergehend aber ist strategische Gesundheitsprävention erforderlich. Es gilt,
Prozesse so zu gestalten, dass Ärztinnen gar nicht erst in moralische Not geraten,
etwa weil Zeitspannen zu knapp getaktet sind, es an Ressourcen fehlt. Risiken
für Entscheidungsdilemmata sollten frühzeitig identifiziert werden. Umfassende
Verbesserungen der Arbeitsbedingungen zahlen auch auf die Patientensicherheit
ein.

Zugleich ist die individuelle Kompetenz zur Stressbewältigung unverzicht-
bar. Auch mit dem Blick auf künftiges Vermeiden belastender Situationen.
Coping, aus dem Englischen, to cope, bewältigen, bezeichnet den Umgang eines
Menschen mit einschneidenden Erlebnissen und belastenden Lebensphasen.

4.1 Coping: Fordernde Situationen im Jetzt bewältigen

Copingstrategien richten sich darauf, ein aktuell belastendes Geschehen in den
Griff zu bekommen. Ausgangssituation ist immer die Beziehung zwischen einem
Menschen und seinem Umfeld, die sich signifikant auf das persönliche Befin-
den auswirkt. Hieraus wiederum ergibt sich laut Lazarus und Folkman [27] das
Erfordernis für die Betroffenen, Ressourcen gezielt aufzuspüren und dann einzu-
setzen – seien es solche im Umfeld oder in der eigenen Person, um die belastende
Situation zu bewältigen.

Die Forschung unterscheidet zwischen insgesamt vier Strategien.

- Das problemorientierte Coping
- Das emotionsorientierte Coping
- Das soziale Coping
- Das vermeidungsorientierte Coping

Problemorientiertes Coping

Ziel ist es hier, die stressauslösende Situation zu verändern und damit die Komponenten zu bearbeiten oder zu entfernen, die den Stress ausgelöst haben und auslösen. Das kann sich beispielsweise im Bestreben ausdrücken, Informationsflüsse zu verbessern, Planungen und Planungszeiträume zu optimieren, bestimmte Aufgaben zu priorisieren, und andere weniger wichtige auf später zu verlagern.

Speziell zur individuellen Aufgabenpriorisierung bietet das Eisenhower-Prinzip hilfreiche Anhaltspunkte. Es unterscheidet zwischen wichtigen und dringlichen Aufgaben.

- Aufgaben, die wichtig und dringlich zugleich sind, sollten sofort angegangen und selbst erledigt werden
- Aufgaben, die wichtig, aber nicht dringlich sind, sollten mit einem exakt-verbindlichen Termin fixiert und dann selbst erledigt werden
- Aufgaben, die nicht wichtig, aber dringlich sind, können delegiert werden
- Aufgaben, die nicht wichtig und zugleich auch nicht dringlich sind, brauchen nicht bearbeitet zu werden, sie können im direkten oder übertragenen Sinn in den Papierkorb.

Welche Aufgaben Sie als Arzt oder Ärztin wie einordnen, ist natürlich von Ihrer Klinik, Ihrer Arbeitsumgebung abhängig. Gerade in einer Klinik mit ihren oft auch nicht planbaren Erfordernissen ist zugleich klar, dass die Gestaltung Ihrer Arbeitsbedingungen nur zu einem Teil von Ihnen selbst mit beeinflusst werden kann. Etliche Faktoren Ihrer ärztlichen Aufgaben, die in gefährlichen Stress münden, liegen in Entscheidungs- und Gestaltungsfeldern, auf die Sie nur mittelbar Einfluss haben (Kap. 5).

Emotionsorientiertes Coping

Der auslösende Stress, der schlussendlich die moralische Verletzung und deren gesundheitliche Folgen auslösen kann, ist in Kliniken oft in widersprüchlichen Erwartungen und unterschiedlichen Zielsetzungen der Stakeholder begründet. Eine Klärung oder Bewältigung (sog. Verhältnisprävention) liegt nur bedingt in Ihren Händen und ist vorrangig im organisationalen Kontext angesiedelt (Kap. 5). Es bleibt Ihnen also „nur" die Möglichkeit, im Verständnis der sog. Verhaltensprävention bei sich selbst anzusetzen. Hier gibt es verschiedene Zugänge.

Variante 1: Sie suchen Unterstützung bei anderen, bei Kollegen, die Ihre Situation vermutlich am intensivsten nachvollziehen können und nicht selten auch ähnlich erleben.

Variante 2: Sie versuchen, mit der neuralgischen Situation anders umzugehen. Sie erinnern sich noch an die „Gescheiterte Wiederbelebung eines Neugeborenen" (Abschn. 2.1 Aus dem Klinikalltag)? Der Arzt, der dieses Erlebnis auf der Businessplattform LinkedIn beschrieb, lebte zu diesem Zeitpunkt im Selbstbild, dass Helfer keine Hilfe brauchen. Diese Einstellung mündete darin, dass er krank wurde, vermeintlich körperlich. Es steckte jedoch eine seelische Verletzung dahinter. Heute würde dieser Arzt sich professionelle Hilfe holen, die verstärkt in Kliniken selbst angeboten wird.

Variante 3: Langfristig wirksame Entspannungstechniken wie Meditation sind gut beschrieben im Buch „Leistungsbalance für Leitende Ärzte" [28].

Variante 4: Insbesondere in helfenden Berufen wie dem ärztlichen wird fast selbstverständlich Mitgefühl mit den Leiden des Patienten erwartet. Mitgefühl für sich selbst zu entwickeln, ist eine Denkungs- und Haltungsvariante, die diesen Berufen eher fern ist. Die US-amerikanische Psychologin Kristin Neff hat das Emotionstraining des Selbstmitgefühls entwickelt. In ihrem Buch: „Self-Compassion: The proven power of being kind to yourself" zeigt sie drei Komponenten auf, mit denen wir Selbstmitgefühl trainieren können.

- Selbstfreundlichkeit bedeutet, sich selbst mit derselben Wärme, Geduld und Freundlichkeit zu begegnen, die wir auch in einer guten Freundschaft zeigen würden.
- Gemeinsame Menschlichkeit akzeptiert Fehlverläufe und Leiden als Teil menschlicher Erfahrung; dass belastende Geschehnisse jedem Menschen widerfahren können, schafft mit anderen ein Gefühl der Verbundenheit.
- Achtsamkeit bedeutet, schmerzhafte Gefühle oder Gedanken, wie etwa die moralische Not, wahrzunehmen und anzuerkennen, ohne sie zu überbewerten oder zu unterdrücken.

Mit dieser Haltung beziehungsweise diesem Mitgefühl für sich selbst kann Resilienz wachsen.

Soziales Coping

Hier fließen Bestandteile des emotionalen Copings ein. Soziales Coping bedeutet, vornehmlich Ausschau zu halten nach emotional-mentaler Unterstützung im sozialen Umfeld, seien es Kollegen oder Menschen im Freundes- und Familienkreis, die Ihnen zuhören, vielleicht auch gemeinsam mit Ihnen nach Lösungen für Ihre Situation Ausschau halten oder Lösungen entwickeln.

Vermeidungsorientiertes Coping

Wer kennt sie nicht, die drei Ur-Reflexe auf bedrohliche Situationen: Kampf, Flucht, „Vogel Strauß", sprich Wegducken, sich unsichtbar machen. Im Fall von Hochstress versuchen Betroffene mit vermeidungsorientiertem Verhalten diesen zu leugnen („ach was, da gibt es doch Schlimmeres"), oder sich abzulenken, etwa durch private Vorhaben. Es sind Varianten des Fluchtreflexes und des Vogels Strauß. Nachhaltig hilfreich sind diese Strategien nicht; die Situation holt Betroffene immer wieder ein, und mangels tiefgreifender Auseinandersetzung dreht sich die Spirale der inneren Anspannung nur immer schneller.

4.2   Resilienz: Dem Menschen innewohnende Widerstandsfähigkeit

Den Begriff Resilienz, aus dem Lateinischen resilere, haben wir bereits in Kap. 3 kurz eingeführt. In der Psychologie taucht der Begriff erstmalig 1977 auf. Wie es die Autoren Thun-Hohenstein et.al in ihrer summarischen Publikation [29] zur Genese des Begriffs darlegen, wurden in der erstmaligen Resilienzstudie von 1977 „hoch-ego-resiliente Kinder ... als empathischer, fähiger mit Stress umzugehen, intelligenter und emotional situationsangepasster" beschrieben.

Diese Publikation „Resilienz: Geschichte, Modelle und Anwendung" fasst grundlegende wissenschaftliche Erkenntnisse zum Resilienzphänomen zusammen, von denen wir hier einige markante Eckpunkte aufgreifen.

„Resilienz erklärt sich als ein allgemein menschliches Phänomen", so die Definition, „das aus dem Zusammenwirken basaler humaner, adaptiver Systeme mit der Umwelt entsteht, um den Menschen zu befähigen, schwierige Lebenssituationen zu überstehen". Resilienz ist „nichtlinear", also das Gegenteil einer unmittelbaren Ursache-Wirkungskette, Resilienz ist immer ein dynamischer Prozess mit auch unabsehbaren Entwicklungen.

Schutz- und Risikofaktoren für Resilienz

Zum Verständnis, wie Resilienz entsteht oder entstehen kann, sind Schutz- und Risikofaktoren definiert worden. Je nach Ausprägung mehr in die Haben- oder mehr in die Verlustseite hinein, spielen fünf Gemengelagen eine jeweils wichtige Rolle, wie grundlegend widerstandsfähig der Mensch sich gegenüber belastenden Situationen zeigt.

1. Das Makrosystem Kultur, in der ein Mensch aufwächst, mit seinen Gebräuchen und Werten, wirkt auf das Individuum ein.

2. Verflochten damit hat auch das sogenannte Exosystem, also Staatsform und politische Kultur, Einfluss.
3. Weiter ist es das Mesosystem, wie Nachbarschaft, Schule, das auf die innere Balance eines Menschen wirkt.
4. Noch enger zieht sich die Sphäre des Einflusses im unmittelbaren familiären Umfeld, dem Mikrosystem.
5. Die Spitze dann, oder auch der Kern aller Einflusssphären liegt im Individuum selbst.

Auf der Verlustseite, die eine Vulnerabilität des Menschen bewirken oder verstärken kann, löst die direkte Konfrontation mit Gewalt und Vergewaltigungen, Machtlosigkeit und Kontrollverlust oft Traumata und / oder eine Posttraumatische Belastungsstörung (PTBS) aus: Auch eine Überlebensschuld fällt unter diese Verluste: Ein Mensch fühlt sich schuldig, weil er im Gegensatz zu anderen Opfern Katastrophe, Krieg etc. überlebt hat.

Im Mikrosystem sind es familiäre Zerwürfnisse, wie beispielsweise Scheidung und damit korrelierend Ehedramen der Eltern, die Kinder und Jugendliche in ihrer grundsätzlichen Verletzlichkeit stark negativ beeinflussen. Gekoppelt mit Verlusterfahrungen, Schuldgefühlen: gerade Kinder neigen in dieser Entwicklungsstufe dazu, Dinge und Entwicklungen auf sich zu beziehen, sich (mit-)verantwortlich zu fühlen, etwa für das Scheitern der Ehe, das Auseinanderbrechen der Familie. Das Empfinden etwa, einer Verantwortung nicht gewachsen zu sein, oder auch das Gefühl von Schuld und Scham können zeitlebens Situationen „vergiften"; wie eine Schablone liegt das Erleben der Kindheit über späteren Erlebnissen, die mit der Auslösersituation nichts zu tun haben.

Auf der Haben-Seite definieren Thun-Hohenstein et.al. Resilienz anhand von fünf Faktoren:

1. Das Nicht-Erkranken im Fall einer erblichen Belastung
2. Die Nicht-Entwicklung einer bekannten Folge eines Risikofaktors
3. Kriterien des Gelingens äußerer Anpassung an die Situation und/oder
4. Gelungene Lebensbewältigung, sowie
5. Die Verbesserung des Sozialkapitals oder anderer sozialer Parameter, wie Arbeit, gesellschaftliche Integration.

An jeder Stelle des Systems von Schutz- und Risikofaktoren besteht die Möglichkeit der Veränderung, der geänderten Wahrnehmung, etwa durch Coping-Strategien. Wie gut diese verfangen, ist dann wieder die Frage der individuellen Adaptationsfähigkeit.

Epigenetische Resilienz und kulturelles Erbe

Allen exogenen Faktoren zum Trotz, die fast zwangsläufig eine lebenslange Vulnerabilität nahezulegen scheinen, scheint es etwas im Menschen selbst zu geben, ein ihm allein innewohnendes Wesensmerkmal, ein Charakteristikum, das ein Individuum befähigt, auch entsetzlichste Erlebnisse mit innerer Stabilität zu überleben. Individuelle Resilienz verortet die Forschung unter anderem in hoher Intelligenz, sowie Kontaktfreude und einer Neigung, Herausforderungen aktiv zu begegnen.

Eines der sicher eindrücklichsten Beispiele für diese Fähigkeit des Menschen, außerordentlich belastende, ja existenzzerstörerische Situationen dennoch seelisch zu überstehen, ist die Lebensgeschichte des jüdischen Psychiaters Viktor Frankl. Frankl (1905–1997) überlebte als Einziger seiner Familie die nationalsozialistischen Konzentrationslager Theresienstadt, Auschwitz und Dachau. Von ihm stammt die heute schon legendäre Erkenntnis, genauer vielleicht Bewusstwerdung:

„Zwischen Reiz und Reaktion liegt ein Raum. In diesem Raum liegt unsere Macht zur Wahl unserer Reaktion. In unserer Reaktion liegen unsere Entwicklung und unsere Freiheit".

Solche mentalen Abwägungen scheinen für das Resilienzphänomen von großer Bedeutung. Es ist die Konzentration auf den inneren Prozess des Reflektierens, was hier gerade geschieht, ohne sogleich auf den auslösenden Faktor, das Ereignis zu reagieren. Es ist die Konzentration auf die innere Entscheidungsfreiheit, wie ich ein Erleben deute, wie sehr ich es an mich heranlasse. Ob ich zulasse, dass es mich seelisch, in meinem Mensch-Sein, in meinem Ich-Sein, in meinem Selbst-Bewusstsein zerstört, oder eben nicht.

Moral Injury ist eine Reaktion auf stressbeladene Situationen. Gelingt es Ihnen als Arzt oder Ärztin, bereits im Vorfeld zu belastenden Situationen ein präventiver, innerer Schutzschild aufzubauen, dann kann man von Resilienz sprechen. Sie erleben die Situation zwar immer noch einschneidend und schmerzhaft, aber Sie reagieren jetzt anders. Sie lassen die Geschehnisse nicht mehr so an sich heran, in sich eindringen, dass Sie selbst zum „Second Victim" werden (Abschn. 2.1).

Resilienz für sich als Individuum zu kultivieren, die innere Widerstandsfähigkeit als Wesensmerkmal zu begreifen – dazu geht seit einiger Zeit die epigenetische Forschung auch von einer Kombination aus genetischem Erbe und Umfeldfaktoren aus. Es konnten Interaktionen zwischen dem Verhalten eines Menschen und der Veränderung der DNA festgestellt werden, die generationenübergreifend weitergegeben, „vererbt" werden können. Haben etwa bereits Eltern,

Großeltern, vielleicht noch tiefer in die Ahnenreihe hinein, belastende Situationen gut abfedern können, so kann daraus auf eine mögliche, ähnliche Resilienz bei den Nachgeborenen geschlossen werden.

Defusionstechnik: So trainieren Sie Resilienz

Die Akzeptanz- und Commitment-Therapie (ACT) ist eine Variante der Verhaltenstherapie [30], die auf eine Erhöhung psychischer Flexibilität zielt. Eine der zentralen Techniken ist die Defusionstechnik. Dies bedeutet, einen gesünderen Abstand zu eigenen Gedanken und Gefühlen zu entwickeln. Statt sich mit dem Gedanken oder dem Gefühl zu identifizieren: „Ich *bin* überfordert, schuldig, zornig" nimmt der Mensch eine Distanz dazu ein: „ich *habe* das Empfinden von Überforderung, von Zorn oder von Schuld".

Diese gesunde Distanz zu gewinnen, kann den Leidensdruck mindern, der durch negative Selbstgespräche oder belastende Gedankenmuster entsteht. Defusion erhöht die Handlungsfähigkeit im Sinne von Victor Frankls Definition des Raumes zwischen Reiz und Reaktion. Dieser Zwischenraum gewährt uns Gedanken- und Entscheidungsfreiheit. Statt des sofortigen Reagierens auf Gefühle und Gedanken (Abwehr oder Überidentifikation) gewinnt der Mensch die Freiheit für wertorientierte Ziele.

Außenfaktoren, die sich Ihrem Einfluss entziehen

Zugleich aber ist es wichtig, die Relevanz nicht oder kaum veränderbarer exogener Faktoren in ihrer Wirkungsmacht nicht zu unterschätzen. Im beruflichen Umfeld sind es organisationale Restriktionen, die selbst sehr resiliente Charaktere an ihre Grenzen bringen können. Ein bekannter Ausspruch, der Henry Ford zugeschrieben wird, „Love it, leave it, or change it", legt nahe, Organisationen zu bejahen, zu verlassen oder eben zu verändern, wenn gegenwärtige Zustände als untragbar erlebt werden. In diesem Dreieck gibt es noch eine vierte Variante: Endure it – halt es aus.

Insbesondere in Kliniken wirken etliche Faktoren auf das Miteinander am Arbeitsplatz ein. Es sind politisch-ökonomische Vorgaben, tradierte Hierarchien und das Aufeinandertreffen verschiedener Berufsgruppen. Da bleiben Konflikte nicht aus. Mediation ist ein Weg, Konfliktherde zu identifizieren und Konflikte zu bewältigen [31].

Um organisationale Konfliktherde zu identifizieren, bedarf es zunächst des Verstehens, was eine Organisation überhaupt kennzeichnet, in welchem jeweiligen Maße Individuen auf das organisationale Gefüge bzw. System einwirken, und wie sehr umgekehrt eine Organisation die Menschen formt, die dort arbeiten, in ihrem Denken, ihren Haltungen, ihren Werten.

Ist eine klinische Organisationsrealität toxisch, etwa indem sie moralische Not erzeugt, ist die Notwendigkeit tiefgreifender Veränderungen unübersehbar. Solche Veränderungen anzustoßen, erfordert die Initiative der obersten Führungsebene, deren Bereitschaft, bestehende Strukturen und Prozesse kritisch zu hinterfragen und sie den tatsächlichen Erfordernissen entsprechend anzupassen. Eine effektive Transformationsstrategie erwächst jedoch nicht allein aus der Direktive der Führung, sondern wird vielmehr durch einen lebendigen Austausch mit der gesamten Belegschaft geformt.

Dialogformate, Gesprächskreise und Befragungen bieten wertvolle Plattformen, um Feedback und Impulse direkt aus den Reihen der Mitarbeiterinnen und Mitarbeiter zu erhalten. Diese partizipativen Ansätze ermöglichen es, ein breites Spektrum an Perspektiven und Erfahrungen einzufangen und in den Veränderungsprozess einzubinden.

Das dynamische Wechselspiel aus Top-down-Initiativen und Bottom-up-Rückmeldungen schafft einen fruchtbaren Boden für die Entstehung einer neuen Unternehmensrealität. Eine auf gegenseitigem Respekt und offener Kommunikation basierende Kultur fördert nicht nur die Zufriedenheit und das Wohlbefinden der Mitarbeiter, sondern trägt auch maßgeblich zur Verbesserung der Patientenversorgung bei. Letztlich ist es dieser integrative Ansatz, der es ermöglicht, nachhaltige Veränderungen herbeizuführen und eine zuvor als toxisch empfundene Arbeitsumgebung in eine unterstützende, motivierende und gesunde Organisationskultur zu transformieren.

Ihre Überlegungen
Haben Sie schon einmal Coping-Strategien praktiziert? Und wenn ja, welche und wann?

In welcher Intensität würden Sie sich als resilienten Menschen empfinden?

Wie ordnen Sie Ihre Eltern, Großeltern, sogar weitere Vorfahren im Bereich der inneren Widerstandsfähigkeit ein?

Eine Klinik ist eine Organisation. Aus dem Griechischen „Órganon", Werkzeug abgeleitet, kann eine Organisation als Mittel zum Zweck verstanden werden, um für Menschen, die miteinander auf ein gemeinsames Ziel hinarbeiten, den Rahmen zu schaffen. In sozialwissenschaftlicher Lesart bezeichnet eine Organisation ein Sozialsystem mit variablen Strukturen.

5.1 Organisation Klinik als kommunikatives Sozialsystem

Der Sozialwissenschaftler und Gesellschaftstheoretiker Niklas Luhmann (1927–1998) prägte den Satz: „Es gibt keine Organisation, nur Kommunikation". Mit dieser Definition wollte Luhmann Organisationen nicht als statische Strukturen verstanden wissen oder als eine Ansammlung von Individuen, sondern als Prozesse von Kommunikation. Kommunikationsakte umfassen Entscheidungen, Anweisungen, Informationsaustausch. Jede Kommunikation bezieht sich auf vorangegangene Kommunikationsakte und bahnt den Weg für zukünftige. So entsteht ein Kommunikationsmuster, das diese Organisation charakterisiert.

Indem Menschen sich für eine „Mitgliedschaft" im arbeitsteiligen System Organisation entscheiden, akzeptieren sie dessen Bedingungen und Kommunikationsmuster. Die Kommunikationsakte sind wiederum an funktionale Regelkreise gebunden, die sich in der Aufgabenerfüllung systemisch aufeinander beziehen. Beschäftigte sind Funktionsträger, die zur Erfüllung der Unternehmensaufgabe und zur Erreichung der Unternehmensziele miteinander verbunden sind.

K. E. Daniels und J. Hollmann, *Ärztliches Handeln im Spannungsfeld – Moral Injuries*, essentials, https://doi.org/10.1007/978-3-662-69555-5_5

Die Unternehmensaufgabe einer Klinik, also deren Zweck, ist die Behandlung von Patienten. Zu diesem Zweck interagieren Verwaltung und Serviceprofessionen sowie Ärzteschaft und Pflege. Die Unternehmensziele sind in jeder Klinik andere, bedingt durch Art der Trägerschaft, regionale Verortung, spezielle medizinische Ausrichtung oder Schwerpunkte.

Wie passen menschliche Nöte in ein System, das seinen Zweck und seine Ziele mittels Rollen und Funktionen der hier Beschäftigten zu erfüllen sucht? Rollen und Funktionen, die die Art der Kommunikation untereinander bestimmen, die in Wechselwirkung zueinanderstehen und hinter denen das Individuum „zurücktritt"?

Folgen wir dem Luhmann-Modell: Gar nicht! Moralische Ansprüche an die eigene Aufgabe und daraus möglicherweise erwachsende seelische Verletzungen, wenn diese Ansprüche durch organisationale Restriktionen nicht eingelöst werden können, haben hier keinen Platz. Wer den Erwartungen, die das Sozialsystem Organisation an seine „Mitglieder" stellt, nicht entspricht, muss die Mitgliedschaft „kündigen".

In diesem Organisationverständnis sind Coping-Strategien, um unter anderem daraus Resilienz zu entwickeln, alleinig Sache des Individuums, zumindest keine Aufgabe des Unternehmens, die diese ihren Beschäftigten gegenüber einlösen müsste.

5.2   Als der Purpose in Managementforschung und Organisationen kam

Die strenge, ja formelhafte Auffassung einer Organisation stieß in der Managementforschung zunehmend auf Widerstand, respektive auf Perspektivenweitung und Kurskorrektur. Der Mensch in seiner Individualität, in seinen Werten, Haltungen und Wünschen rückte in den Mittelpunkt der Betrachtung. Purpose wurde zum geflügelten Begriff. Im Englischen steht Purpose für Sinn und Zweck. In der Purpose-Kultur ist die Sinnfrage das A & O, die Frage des „Warum", die sich vom Individuum, über die Organisation als solche, bis zum ungeschriebenen Miteinander erstreckt.

Der Unternehmensberater und vormalige assoziierte Partner des Beratungsunternehmens McKinsey, Frederic Laloux, hatte zu Beginn der 10erJahre dieses Jahrtausends mit seinem Buch „Reinventing Organizations" [32] das Fanal für purposeorientierte Unternehmensführung gesetzt. Funktionsbezogene Hierarchie wich der aufgabenbezogenen, mit der Folge von Selbstorganisation und Autonomie des einzelnen Beschäftigten in seiner jeweiligen Aufgabe. Ein unaufhörlicher

Lernprozess kennzeichnete sowohl das Selbstverständnis jeder einzelnen Mitarbeiterin als auch der organisationalen Prozesse. Und alles untermalt von den immer wieder neu gestellten Fragen des „Warum", „Woher", „Wohin".

Die „W"-Fragen deklinierten dann Fink/Möller in ihrem Buch „Purpose Driven Organizations" [33] auf drei Denk- und Handlungsbereiche in individueller und organisationaler Natur:

- Warum übe ich diesen Beruf aus? Welchen Sinn sehe ich darin?
- Für Sie als Ärztin oder Arzt, die Sie sich für eine berufliche Laufbahn in der Klinik entschieden haben, liegt die Antwort vermutlich nahe? Ein bereits legendär gewordener Ausruf eines Leitenden Arztes im vorigen Jahrzehnt, angesichts der DRG-Vorgaben, lautete: „Ich habe Medizin studiert, um Menschen mit meiner Profession zu helfen, nicht um Manager zu werden".
- Warum haben wir Strukturen & Prozesse in unserer Organisation so und nicht anders gestaltet? Woher, aus welchen Überlegungen wurden diese Entscheidungen erzeugt? Wohin könnten Aufbau- und Ablauforganisation sich entwickeln, transformieren?
- Speziell Kliniken sind im Regelfall noch sehr funktionsorientiert hierarchisch gestaltet, mit klaren Vorstellungen von Weisungsbefugnis und Weisungsgebundenheit.
- Warum stellt sich unsere Unternehmenskultur so dar, wie sie jetzt ist? Wie stellt sich das Miteinander dar? Welche Werte gelten?
- Insbesondere in Kliniken ist die Kultur oft noch von der Distanz zwischen den Professionen geprägt, oft auch noch in Kombination mit einem ausgeprägten Chefarztnimbus.

Aus dem Klinikalltag: Leitbild aus der Mitte der Belegschaft

Das Leitbild dient der organisationalen Selbstbekundung im Namen sämtlicher Beschäftigter. Im Regelfall aber formulieren allein die oberen Führungsebenen gemeinsam mit der internen Kommunikation das Leitbild. Nicht selten aber wird hinter vorgehaltener Hand gewispert: „Liest sich gut, aber ist das wirklich unsere Klinik?" In einem großen kommunalen Klinikum wagte man daher einen anderen Weg. Über etliche Monate hinweg wurde in Gestalt von Mitarbeiterinterviews, Open Spaces, Barcamps sowie diversen Formen lebendiger Co-Kreation ein Stimmungs- und Meinungsbild aller Beschäftigten eruiert: Welche Werte und verbindliche Annahmen sollten über Hierarchieebenen und Fachprofessionen hinaus für alle in der Klinik gelten? Zu den ermittelten Werten gehörte auch Mut. Wie jeder der Werte kann sich Mut in einer positiven als auch in einer negativen Ausprägung zeigen: Negativ ist es, wenn ein Mensch sich mutlos aus dem Geschehen entfernt, „ich kann ja doch nichts bewirken", positiv, wenn eine Beschäftigte eine vielleicht gewagte Veränderungsidee unterbreitet.◄

Eine „genesende" Klinik schafft für die Beschäftigten menschenwürdige Prozesse & Strukturen. Sie transformiert sich von einem degenerativen zu einem regenerativen System, indem sie Abläufe und Regeln auf ihre Tauglichkeit überprüft und anpasst. Das ist Daseinsvorsorge (Abschn. 1.1) nicht „nur" gegenüber Patienten. Es ist Daseinsvorsorge gegenüber Beschäftigten. Unterstützt die Klinik Ärzteschaft und Pflege in ihrer Leistungserbringung, statt ihnen Hürden zu bauen, dient dies wiederum dem Patientenwohl.

5.3   Die Spirale dreht sich: Zwischen Purpose & Funktion

In der Managementforschung begann sich wiederum sukzessive Widerstand gegen das als zu einseitig empfundene, individuell-purposeorientierte Unternehmensverständnis zu regen. Beim Fokus auf die individuelle Gestaltungskraft Einzelner, als auch Teams, gerate die Verantwortung der Organisationsleitung für reliable Strukturen und Prozesse aus dem Blick. Wenn dann Dinge schieflliefen, so die unseres Erachtens berechtigte Kritik, würde mit dem Finger auf die Beschäftigten, gerade auch der mittleren Führungsebene, oder Teams gezeigt. Die Klinikleitung stehle sich so aus ihrer Verantwortung, die sie von ihrer Funktion her wahrzunehmen hätte.

Wie sehr individuelle Gestaltungskraft und organisationale Wesensmerkmale (Möglichkeiten als auch Grenzen) wechselseitig aufeinander einwirken, zeigt sich in einer latent untereinander ausgehandelten Unternehmenskultur. Die heimlichen Spielregeln bezeichnen Kühl/Muster [34] als „blinde Flecken der Organisation". Etwa wie Beschäftigte miteinander arbeiten, eher gemeinschafts- oder eher konkurrenzorientiert, oder wer die heimlichen Wortführer jenseits der funktionalhierarchischen Zuschreibungen sind: All dies spielt sich in den „Zwischenräumen zwischen den Kästen des Organigramms" ab [35]. Zugleich sind diese Muster des ungeschriebenen Miteinanders ein Spiegel organisationalen Selbstverständnisses.

Fitz B. Simon, deutscher Psychiater und Psychoanalytiker, Autor zahlreicher Publikationen zum Luhmann-Modell, bringt es auf den Punkt: „Letztlich kommt es darauf an, welche Erklärung ich habe. Habe ich eine Erklärung, nach der die Psyche der Beteiligten die Spielregeln der Interaktion bestimmt, oder habe ich eine Erklärung, die sagt, dass die Spielregeln der Interaktion bestimmen, was in der Psyche der Beteiligten passiert". [36].

Aus individueller Perspektive können sich durch eine neue Teamzusammensetzung Kommunikationsmuster verändern, etwa von einer anordnenden hin zu einer Dialogkommunikation. Negativ gedeutet können Einzelne Signale setzen, die ein Miteinander sukzessive vergiften.

Aus organisationaler Perspektive können Kliniken im negativen Sinne die vielversprechendsten Ansätze Einzelner torpedieren. Positiv können im Rahmen eines regenerativen Organisationsverständnisses beispielsweise neue, offenere Formen des Dialogs bis in die privaten Sphären von Beschäftigten hineinwirken.

Eine „genesende" Klinik achtet auf Homöostase: das Krankenhaus als ein adaptives, resilientes und integriertes System, das bestrebt ist, trotz interner und externer Herausforderungen eine optimale Funktion im Innen der Organisation sicherzustellen, und zugleich die bestmögliche Dienstleistung gegenüber dem Patienten zu gewährleisten. „Je partizipativer sich das interprofessionelle Miteinander der Akteure in der Klinik darstellt, desto stärker die positive Wirkung auf Patienten", beschreibt der Beitrag „Think Tank Klinik" diese Wechselwirkung [37].

5.4 Holacracy: Wie eine Organisationsform Miteinander verändern kann

Die Historie der Institution Krankenhaus aus dem Militär hinterlässt in etlichen Häusern bis zum heutigen Tag ihre Spuren. Funktionen sind streng hierarchisch festgeschrieben, Weisungsbefugnisse und Weisungsgebundenheit folgen Funktions- statt Kompetenzhierarchien. Bestimmte Handlungen eines Aufgabenträgers sind nur mit Zustimmung der nächstoberen Ebene möglich – auch wenn diese in der Kompetenz des Untergeordneten abbildbar wären.

Die vermeintlich unverbrüchlichen Regeln für Gestaltungsspielräume und deren Grenzen im Instanzenweg können in negativer Lesart innovative Ansätze im Keim ersticken („das haben wir hier noch nie so gemacht") sowie Verzerrungen in Entscheidungsprozessen evozieren. Bis eine Anfrage für eine Entscheidung von „unten" nach „oben" durchgedrungen ist, ist sie im Regelfall nicht mehr dieselbe wie bei ihrer ursprünglichen Formulierung. Auf dem umgekehrten Weg der Entscheidungsmitteilung von „oben" nach „unten" sind weitere Abwandlungen möglich; in der Managementforschung firmiert dieses Phänomen als der „Perlenketteneffekt", einer Perlenkette, deren Verbindungsknoten zerrissen wurden.

Aus diesen Erkenntnissen entstanden Modelle eines „neuen Betriebssystems Organisation". Ein heute auch in Einrichtungen des Gesundheitswesens praktiziertes Organisationsmodell ist der holakratische Ansatz. In Herleitung des Holon-Modells des ungarisch-britischen Schriftstellers Arthur Koestler (1905–1983) wird darunter eine relative Autonomie jeweils ineinander verschachtelter Einheiten verstanden. Der Begriff Holon aus dem Griechischen bedeutet, Teil eines Ganzen zu sein. Unser Planet mit Flora und Fauna bildet dieses System aus Einheiten ab. So ist bei Menschen und Tieren eine Zelle ein autonom agierendes Teil, welches wiederum mit vielen anderen Zellen Teil eines Organs ist, welches Teil des Körpers ist. Jede Einheit operiert autonom und zugleich in stetiger Wechselwirkung mit anderen Einheiten. Verliert beispielsweise ein Mensch sein Sehvermögen, so bilden sich in Folge andere Sinne stärker aus, wie etwa der Tastsinn.

Auf Organisationen bezogen, bedeutet Holacracy die strukturelle Transformation zu autonom agierenden Handlungseinheiten auch auf untergeordneten Ebenen. Innerhalb ihrer Kompetenzen haben diese Ebenen Entscheidungshoheit, für die sie eine Freigabe der oberen Ebenen nicht einzuholen brauchen. Nur wenn von einer Entscheidung andere Handlungseinheiten betroffen sind, muss dies in speziellen Dialogformaten geklärt werden; hier mit dem Fokus darauf, ob die Entscheidung einer anderen Handlungseinheit Schaden zufügen könnte.

Hier stehen eine neuartige Aufbau- und Ablauforganisation, mit einem gewandelten Verständnis von Hierarchie (Abschn. 5.2) und individueller Autonomie, Verantwortungsbewusstsein und damit Würde (Abschn. 1.1) in einer unaufhörlichen Wechselwirkung. Das Holacracy-Modell ist gut beschrieben in dem Beitrag: „Lern und Entscheidungsprozesse im Unternehmen" [38].

Auch das Betriebssystem, bzw. die DNA deutscher Kliniken wird sich in den kommenden Jahren stark verändern, verändern müssen. Immer mehr junge Ärztinnen und Ärzte entscheiden sich gleich zu Berufsbeginn für andere medizinische Laufbahnen als die des Klinikarztes oder kündigen ihren Arbeitsplatz Klinik, weil sie „an den Arbeitsbedingungen in Krankenhäusern verzweifeln", wie es im Artikel „Abschied vom Traumjob" heißt [39]. Ein „Weiter so" würde ein Scheitern für die klinische Versorgung bedeuten.

Ihre Überlegungen

Wie wichtig sind Ihnen verbindliche Strukturen, Prozesse und Funktionen in Ihrer Klinik?

In welchem Maße durchdringt die Frage nach dem „Warum" Ihrer Bewegungs- und Entscheidungsspielräume Ihren Klinikalltag?

Wo sehen Sie an Ihrem Arbeitsplatz Gestaltungsfreiräume für ein holakratisches Betriebssystem Klinik?

Was Sie aus diesem *essential* mitnehmen können

- Wissenschaftliche Herleitung des Begriffs „Moral Injury" und seine Relevanz für Klinikärzte und Ärztinnen
- Fallkonstellationen, in denen politische-ökonomische Rahmensetzungen und medizinische Ethik im Klinikalltag kollidieren, daraus folgend
- Situationsbeschreibungen, in denen Klinikärzte und Ärztinnen das Gefühl moralischer Verletzung entwickeln und erleiden
- Darstellung gesundheitlicher Folgen von Moral Injury und Bewältigungsstrategien
- Transformationsansätze für die Organisation Klinik

Literatur

1. https://www.thieme.de/viamedici/arzt-im-beruf-aerztliches-handeln-1561/a/suizidali taet-bei-medizinern-4467.htm
2. https://www.aerztezeitung.de/Medizin/Hohe-Burnout-Rate-unter-Klinikfachaerzten-439609.html
3. (https://www.ai-online.info/images/ai-ausgabe/2009/05-2009/2009_5_286-295_Das%20Suchtrisiko%20bei%20Medizinern.pdf)
4. https://www.sciencedirect.com/topics/medicine-and-dentistry/belmont-report#:~:text=In%20its%201978%20Belmont%20Report,persons%2C%20beneficence%2C%20and%20justice.
5. https://www.springermedizin.de/posttraumatische-belastungsstoerung/moral-injury-bei-kriegstraumatisierten-deutschen-bundeswehrsolda/15716306
6. https://link.springer.com/chapter/10.1007/978-3-322-81175-2_3
7. Hollmann Jens Sobanski Adam, Strategie- und Change-Kompetenz für Leitende Ärzte, Krisen meistern, Chancen erkennen, Zukunft gestalten, Springer Verlag Berlin-Heidelberg 2015
8. https://www.hcm-magazin.de/gefaehrden-chrematisten-die-daseinsvorsorge-263357/
9. https://www.fr.de/meinung/kolumnen/revolution-sieht-anders-aus-92719181.html
10. Widmann, Arno, Nicht nur Menschen sind menschlich, Primatenforscher Frans de Waal im Interview, FR 2019 (https://www.fr.de/kultur/literatur/nicht-menschen-sind-menschlich-11443667.html)
11. https://www.medical-tribune.de/meinung-und-dialog/artikel/durch-die-aerztliche-taetigkeit-traumatisiert
12. https://biblioscout.net/article/10.33196/pm202303017901
13. https://web.archive.org/web/20230114042914id_/https://www.zora.uzh.ch/id/eprint/226432/1/Coors__Hg__Moralische_Dimensionen_der_Verletzlichkeit_des_Menschen_2022.pdf
14. https://www.staatslexikon-online.de/Lexikon/W%C3%BCrde
15. https://www.sueddeutsche.de/gesundheit/krankenhaus-report-der-aok-18-800-tote-durch-fehler-in-krankenhaeusern-1.1867953
16. Hollmann Jens, Führungskompetenz für Leitende Ärzte, Motivation, Teamführung, Konfliktmanagement im Krankenhaus, 2. Aufl. Springer Verlag Berlin-Heidelberg 2013

17. Daniels Katharina, Wie professionell ist Medizin heute? Deutsches Ärzteblatt 2013: https://www.aerzteblatt.de/archiv/138275/Medical-Process-Management-Wie-professio nell-ist-Medizin-heute
18. https://de.statista.com/statistik/daten/studie/218760/umfrage/sterbefaelle-in-deutschen-krankenhaeusern/
19. https://www.linkedin.com/feed/update/urn:li:activity:7164518666322059264/
20. https://www.mri.tum.de/news/trinken-deutschlands-aerzte-zuviel
21. https://www.hs-rm.de/de/hochschule/personen/strametz-reinhard
22. https://www.linkedin.com/feed/update/urn:li:activity:7155575333679702016/
23. https://wellmd.stanford.edu/about/model-external.html#:~:text=The%20Stanford%20Model%20of%20Professional%20Fulfillment%20TM%20is,use%20the%20model%20for%20a%20variety%20of%20purposes
24. https://www.kevinmd.com/2023/11/physician-burnout-reimagined.html
25. https://ueberblick.podigee.io/4-neue-episode#t=820
26. Talbot Simon, Dean Wendy: Physicians aren't 'burning out. They're suffering from moral injury. First published at statnews (2018). Aktuelles Buch (2023): „If I Betray These Words: Moral Injury in Medicine and Why It's So Hard for Clinicians to Put Patients First".
27. https://link.springer.com/referenceworkentry/10.1007/978-1-4419-1005-9_215
28. Hollmann Jens Geissler Angela, Leistungsbalance für Leitende Ärzte – Selbstmanagement, Stress-Kontrolle, Resilienz im Krankenhaus, Springer Medizin Heidelberg 2013
29. Thun-Hohenstein Leonhard, Lampert Kerstin, Altendorfer-Klein Ulrike, Resilienz – Geschichte, Modelle und Anwendung; Zeitschrift für Psychodrama und Soziometrie (2020) 19: 7–20 (https://link.springer.com/article/10.1007/s11620-020-00524-6
30. https://www.uniklinik-freiburg.de/psych/klinische-schwerpunkte/zwangserkrankungen/act.html#:~:text=Kognitive%20Defusion%20bedeutet%2C%20das%20Erleben,und%20bedeutet%20das%20eigene%20Erleben.
31. https://klinik-konfliktlotsen.de/
32. Laloux Frederic, Reinventing Organizations, Ein Leitfaden zur Gestaltung sinnstiftender Formen der Zusammenarbeit Vahlen München 2015
33. Fink Franziska Moeller Michael, Purpose Driven Organizations, Schaeffer-Poeschel Stuttgart 2018
34. Kühl Stefan Muster Judith, Organisationen gestalten– eine kurze informationstheoretisch informierte Handreichung, Springer VS 2016: https://link.springer.com/book/10.1007/978-3-658-12588-2
35. Müngersdorff Jörg, Müngersdorff Rüdiger, Urban Gardening im Unternehmen, in: Hollmann Jens Daniels Katharina, Anders wirtschaften – Integrale Impulse für eine plurale Ökonomie SpringerGabler, 2. Aufl. 2017
36. https://www.fritz.tips/systemtheorie-nach-luhmann-einfach-erklaert/
37. Daniels Katharina Burtscher Karin, Think Tank Klinik: Wie zukunftsfähige Unternehmenskultur, Sinngebung und innovatives Personalmanagement gelingen können. In: Matusiewicz David, Hrsg. Think Tanks im Gesundheitswesen, Deutsche Denkfabriken und ihre Positionen zur Zukunft der Gesundheit, Springer Gabler / FOM Edition 2020
38. Wittrock Dennis, Lern- und Entscheidungsprozesse im Unternehmen in: Hollmann Jens Daniels Katharina, Anders wirtschaften – Integrale Impulse für eine plurale Ökonomie, SpringerGabler, 2. Aufl. 2017
39. „Abschied vom Traumjob" in: DER SPIEGEL Nr. 15, 2024: P. 98

Printed in the USA
CPSIA information can be obtained
at www.ICGtesting.com
CBHW072037170724
11591CB00014BA/189